TRAITEMENT CHIRURGICAL

DES

KYSTES HYDATIQUES DU FOIE

(LAPAROTOMIE — HÉPATOTOMIE)

PAR

Le Docteur Paul-Louis BRAINE

Ancien lauréat de l'École de médecine de Reims
Ancien prosecteur de la même École
Ancien interne en médecine des hôpitaux de Paris
et de la clinique ophthalmologique de la Faculté

PARIS

G. STEINHEIL, ÉDITEUR

2, RUE CASIMIR-DELAVIGNE, 2

—

1886

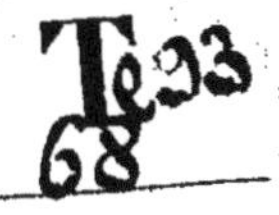

TRAITEMENT CHIRURGICAL

DES

KYSTES HYDATIQUES DU FOIE

(LAPAROTOMIE — HÉPATOTOMIE)

TRAITEMENT CHIRURGICAL

DES

KYSTES HYDATIQUES DU FOIE

(LAPAROTOMIE — HÉPATOTOMIE)

PAR

Le Docteur Paul-Louis BRAINE

Ancien lauréat de l'École de médecine de Reims
Ancien prosecteur de la même École
Ancien interne en médecine des hôpitaux de Paris
et de la clinique ophthalmologique de la Faculté

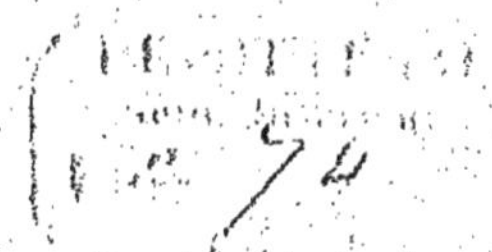

PARIS

G. STEINHEIL, ÉDITEUR

2, RUE CASIMIR-DELAVIGNE, 2

1886

TRAITEMENT CHIRURGICAL

DES

KYSTES HYDATIQUES DU FOIE

(LAPAROTOMIE — HÉPATOTOMIE)

INTRODUCTION

Doit-on intervenir dans les kystes hydatiques du foie ? Cette question, pour bizarre qu'elle puisse paraître d'abord, mérite une réponse, car il s'est trouvé des médecins pour dire et répéter que le malade retirait des bénéfices si minimes des diverses méthodes thérapeutiques qu'il y avait plus d'avantage pour lui à vivre avec sa tumeur en bonne intelligence, à soutenir ses forces, à soigner les symptômes de voisinage et à assister, en philosophe, à toutes les évolutions possibles de son kyste, voire même à sa guérison.

Le kyste du foie peut, en effet, guérir seul. Madelung de Rostock (1) donna, à la Réunion générale des médecins mecklembourgeois, la statistique de 88 cas n'ayant

---

(1) Centralblatt für Chirurgie, 1885.

subi aucun traitement. Sur ce nombre, il compte seulement 39 morts de la suite naturelle de leur maladie ; les autres se répartissent ainsi : 22 cas guéris, 6 améliorés, 10 stationnaires, 11 résultats inconnus. La guérison ou l'amélioration fut la suite de ruptures spontanées soit à l'extérieur, soit dans l'estomac, l'intestin, ou les bronches.

Cette statistique n'est qu'une série relativement heureuse et rien de plus. Ces cas favorables ne doivent pas faire oublier les observations plus nombreuses de kystes évoluant en douze et dix-huit mois vers une terminaison rapidement funeste.

Sans doute l'idéal consisterait à prévoir la marche et la durée d'un kyste donné ; mais dans l'impossibilité où nous sommes de deviner ce qui pourra se produire, il ne faut pas perdre un temps précieux à attendre en vain la disparition de la tumeur. Il faut intervenir bien avant que le malade se cachectise et que le développement du kyste, anéantissant le tissu hépatique, ait privé l'économie d'un organe d'importance première. Il faut traiter les kystes et le faire de bonne heure.

Il y a quelque dix ans la question de traitement des kystes hydatiques du foie semblait tout à fait résolue. La méthode des ponctions, transformée par Dieulafoy, jouissait presque seule de la faveur publique. Mais il s'est fait depuis cette époque à l'étranger, en Allemagne et en Angleterre (1) un grand courant d'opposition contre la

(1) Nous avons dû étudier le sujet de notre travail dans les littératures allemandes et anglaises.

A ce propos, nous tenons à remercier notre collègue et ami Cazals qui a mis à notre disposition sa connaissance étendue des langues étrangères.

pratique des ponctions. Les progrès de la chirurgie abdominale contemporaine ont fait bénéficier le foie des résultats vraiment merveilleux qu'elle a donnés. On a tenté avec succès, et grâce à l'antisepsie, d'aller attaquer le kyste non plus à travers la paroi abdominale avec l'aide seule du trocart, mais d'aller par la laparotomie sagement pratiquée, mettre à nu la tumeur hépatique, l'ouvrir largement, la réséquer, et l'extraire même.

En France, ces opérations sont connues ou du moins pratiquées depuis peu. Ce n'est que vers la fin de l'année 1885 qu'on vit, à la Société de chirurgie, s'agiter la question de la laparotomie dans le traitement des kystes hydatiques. Dès lors elle a fait son chemin et l'opposition qu'elle a rencontrée d'abord diminuera de plus en plus en présence des résultats heureux qu'elle fournit.

Notre but est d'exposer dans cette étude ces tentatives nouvelles de traitement radical des kystes ; mais auparavant nous rappellerons le plus succinctement possible les anciennes méthodes, afin d'établir plus facilement la comparaison. Notre travail sera donc divisé en deux parties distinctes :

1re Partie. Etude critique des traitements des kystes hydatiques du foie, antérieurs à la laparotomie.

2e Partie. De la laparotomie et de l'hépatotomie appliquées à la cure des kystes hydatiques du foie.

PREMIÈRE PARTIE

Description des différentes méthodes.
De leur valeur réciproque.

ACUPUNCTURE ET ÉLECTRO-PUNCTURE

Trousseau paraît être le premier qui se soit servi de l'acupuncture dans le traitement des kystes du foie. Il enfonçait dans ce but une quantité variable de grandes aiguilles à travers la tumeur, et la réaction inflammatoire développée au niveau du point de pénétration devait amener dans la composition du liquide ou dans les parois des transformations capables d'entraîner la guérison. Les observations ne sont pas fréquentes qui touchent à ce procédé thérapeutique, d'ailleurs abandonné.

L'électro-puncture. — Pour provoquer la mort du parasite du foie on a eu l'idée de combiner la ponction avec l'électrolyse. A cet effet, on enfonce dans la tumeur deux aiguilles dorées qu'on met en communication avec les deux pôles d'une pile et on fait passer le courant pendant un quart d'heure environ. En Angleterre, son emploi est assez répandu et a donné quelquefois des succès.

MM. Fagge et Durham ont communiqué en 1870 à la Société royale médico-chirurgicale de Londres, huit cas de guérisons obtenues à l'aide de l'électro-puncture. Plus récemment Leube (1) a publié un cas de kyste hydatique du foie où l'emploi de l'électro-puncture fut le point de départ d'une suppuration mortelle. Ce moyen n'est donc pas sans danger. De plus, il est très douloureux, témoin ce malade dont l'histoire est rapportée par M. le professeur Richet (2). Cet homme de 42 ans, a été pris il y a quatre mois d'une douleur vive dans le côté droit. On lui fit une ponction qui donna du liquide clair, eau de roche. La reproduction de la tumeur fut rapide. Il entre à l'hôpital St-Antoine où M. Dujardin-Beaumetz lui fit trois séances d'électrolyse; devant les douleurs violentes qu'il éprouva, le malade quitta l'hôpital pour entrer chez M. Richet qui lui fit subir des ponctions avec injections iodées.

Donc nous avons à l'actif de l'électrolyse deux chefs d'accusation d'une certaine importance : la suppuration et les douleurs.

Malgré cela, M. H. Henrot, de Reims, se fit le défenseur de cette méthode au Ve Congrès pour l'avancement des sciences. Rappelant les résultats très avantageux obtenus par l'électrolyse capillaire dans un goître vasculo-kystique, il a employé également ce moyen avec succès chez un malade atteint d'un vaste kyste hydatique du foie.

(1) Centralblatt der med. Wissenschaft, 1874.
(2) Gazette des hôpitaux, 1882.

Un homme de soixante ans, portant cette tumeur, éprouvait des douleurs continuelles telles, qu'il avait complètement perdu l'appétit et qu'il était tombé dans une cachexie profonde. Une seule séance d'électrolyse capillaire de deux minutes de durée avec trente éléments de la machine de Gaiffe (le pôle positif communiquant avec la canule, le pôle négatif appliqué sur la cuisse) suffit pour amener la guérison.

Aussitôt après l'opération, les douleurs insupportables qui minaient le malade depuis plusieurs mois cessèrent comme par enchantement; l'opération date maintenant de près de deux ans; le malade a retrouvé sa bonne santé d'autrefois.

M. Henrot formulant ses conclusions termine ainsi sa communication.

« L'électrolyse capillaire, c'est-à-dire celle où l'aiguille est remplacée par une canule qui reste libre, présente les avantages suivants :

1° Elle supprime immédiatement les douleurs ;

2° En évacuant une partie du liquide de la poche, elle permet à l'action chimique de s'exercer d'une façon plus active sur un liquide à faible tension ;

3° Elle permet, pendant le passage du courant, la sortie de la mousse gazeuse qui résulte de la décomposition chimique de l'eau entrant dans la composition du liquide kystique ;

4° Elle tue l'hydatide et transforme une substance vivante à marche constamment envahissante en une poche indifférente qui se durcit et se rétracte sans amener la moindre gène fonctionnelle ;

5° Elle amène la guérison définitive du kyste sans faire courir au malade les dangers d'une opération grave, ou les conséquences toujours dangereuses d'une longue suppuration. »

Ce plaidoyer en faveur de l'électro-puncture n'a pas entraîné la conviction en France. C'est un des procédés le moins en usage

En Islande, en Danemark où les kystes sont très fréquents, on tend à abandonner cette méthode qui y a vu le jour.

Dans la duché de Mecklembourg, où l'on voit également beaucoup de kystes du foie, la statistique de Madelung de Rostock (1), publiée au Congrès des médecins mecklembourgeois de 1885, relève 132 cas de kystes hydatiques du foie dont aucun ne fut traité par l'électrolyse.

Donc, pas d'enthousiasme pour ce procédé qui agit à l'aveugle, qui ne met ni à l'abri de la suppuration, ni de la récidive et qui, outre ses inconvénients personnels, entraîne encore les conséquences souvent dangereuses de la ponction que nous allons étudier.

PONCTION

La ponction employée comme moyen curatif des échinocoques du foie a été pratiquée tantôt avec un trocart capillaire (ponction capillaire), tantôt avec un trocart de gros calibre permettant d'établir une communication

(1) Centralblatt für Chirurgie, 1885.

assez large entre la cavité du kyste et l'extérieur (ponction évacuatrice). Tantôt on a eu recours à une ponction unique, tantôt à des ponctions répétées. Pour faciliter l'évacuation du contenu kystique, on a ajouté au trocart un appareil aspirateur (ponction aspiratrice). Enfin on a combiné la ponction avec des injections médicamenteuses variées.

Ponction capillaire simple. — C'est la ponction du kyste avec un fin trocart sans évacuation du contenu et occlusion de la piqûre après l'écoulement de quelques gouttes.

Ce procédé fut proposé par les médecins anglais Hulke et Savory, de Londres.

Quelle que soit la quantité de liquide évacuée, il est évident, en raison des dimensions du trocart employé, qu'il ne peut sortir de ce kyste que la sérosité; les vésicules filles, quand il s'en trouve, resteront aussi bien que la vésicule mère. On admet que, privées de leur milieu nourricier, les vésicules hydatiques se ratatinent, subissent la transformation adipo-sébacée et sont résorbées en partie.

On a cité des cas de kystes du foie guéris après une seule ponction capillaire. Souvent il en faut plusieurs; mais l'expérience démontre que, quand une première ponction capillaire n'aura pu arrêter la marche d'une tumeur hydatique, c'est sans bénéfice aucun pour le malade qu'on recourra aux ponctions répétées. Cette pratique n'aboutira qu'à provoquer une suppuration intarissable qui nécessitera une intervention plus radicale.

Pour expliquer ce résultat, en apparence paradoxal, de la guérison possible du kyste à la suite d'une ponction capillaire unique et de l'inefficacité à peu près constante des ponctions capillaires successives, on a dit que la nécessité de répéter la ponction tient à la structure multiloculaire du kyste. Dans ce cas, comme chaque ponction n'évacue que la sérosité d'une seule poche, la suppuration avec toutes ses conséquences fâcheuses envahira le kyste avant que le trocart ait eu le temps de pénétrer dans chacune de ses loges.

On a donc cru pouvoir conclure que la guérison d'un kyste échinocoque du foie ne pourra être obtenue à l'aide de la ponction capillaire simple que si ce kyste est uniloculaire.

L'insuffisance de ce procédé est donc manifeste.

Mais la ponction capillaire est-elle inoffensive?

Davaine (1) rapporte deux cas de mort à la suite d'une ponction capillaire unique et cinq autres cas où cette opération fut suivie de manifestations très graves. Dans un autre cas de Moissenet (2) la ponction capillaire fut le point de départ d'une péritonite qui enleva le malade au bout de dix-huit heures.

Dans un cas de Martineau (3) la mort survint vingt minutes après la ponction capillaire d'un kyste échinocoque du foie.

M. Guyon cita à la Société médicale des hôpitaux

---

(1) Traité des entozoaires et des maladies vermineuses de l'homme et des animaux domestiques.
(2) Archives de médecine, 1859.
(3) Union médicale, 1875.

sept cas de mort dans les vingt-quatre heures qui suivirent la ponction capillaire de kystes du foie. Duclaux
cite dans sa thèse un cas où une seule ponction pratiquée avec un trocart explorateur capillaire occasionna
une suppuration profuse du kyste, qui emporta le malade
au bout de huit jours.

On comprend très facilement qu'avec ce procédé, la
tension du kyste diminuant très faiblement, l'écoulement du liquide kystique puisse se faire facilement dans
la cavité péritonéale. Pour obvier à cet inconvénient,
Boinet conseillait de rechercher par la percussion et la
palpation le point où des adhérences s'étaient produites
entre la tumeur et les parois abdominales afin de faire
la ponction à ce niveau. Cette investigation est très
difficile à moins d'adhérences larges et étendues. Les
partisans de cette méthode capillaire étaient encore divi-
sés sur le point de savoir s'il valait mieux vider tout le
contenu de la tumeur, ou seulement quelques grammes.

La première méthode amenait plus sûrement la mort
du parasite, et s'opposait à l'écoulement de la sérosité
dans le péritoine; cette complication considérée par Mur-
chison comme inoffensive est, en réalité, la cause la plus
fréquente des accidents péritonéaux occasionnés par la
ponction.

Pour prévenir cet accident, Boinet recommandait de
comprimer fortement, avec les doigts, la paroi abdominale au moment où on retire la canule du kyste, de telle
sorte qu'il n'y ait aucun intervalle entre celle-ci et l'abdomen. La compression digitale était remplacée après
quelques minutes par des compresses graduées et un ban-

dage abdominal serré. La glace et le repos dans le décubitus dorsal étaient conseillés pendant trois jours.

L'évacuation capillaire partielle a trouvé un nouveau défenseur dans ces temps derniers en Italie.

Borgherini (1) cite quatre cas de cure radicale par ce procédé. Il se sert pour tout instrument d'une seringue de Pravaz, et enlève en une fois deux à dix grammes du liquide kystique.

Voici ses observations résumées :

1er cas. Femme de 61 ans, gros kyste du foie ; une ponction capillaire ; vers le soir frisson, fièvre élevée qui persista trois jours.

Disparition lente et progressive de la tumeur.

Après six semaines la tumeur est devenue toute petite.

Après quelques mois, foie normal.

2e cas. Femme, 18 ans ; grosse tumeur du foie.

Voussure considérable de l'hypochondre.

Ponction capillaire. Réaction fébrile faible.

Diminution si sensible de la tumeur qu'après soixante jours on pourrait la considérer comme guérie.

3e cas. Femme, 25 ans ; gros kyste du foie, une ponction. Affaissement de la tumeur après trois semaines. Cependant on lui fit un séance d'acupuncture sans aspiration dans la poche flaccide.

Diminution rapide.

La malade est encore en observation.

4e cas. Ce cas a trait à un kyste hydatique du poumon guéri aussi par la seringue de Pravaz.

(1) Gazette médicale italienne, Venise, 1882 et Centralblatt für Chirurgie, 1883.

Que se passe-t-il dans ces cas ? il est difficile de s'expliquer comment quelques grammes de liquide soustraits à un kyste peuvent amener sa guérison. L'hydatide meurt et la résorption s'ensuit, mais il est bien probable que ces cas de guérison incontestables sont dus à une structure spéciale de la poche qui est souple et à l'absence de fertilité du kyste.

Ces guérisons ne sont à vrai dire que des exceptions.

Nous avons, en résumé, vu que la méthode capillaire simple peut entraîner de graves conséquences : la péritonite, la suppuration du kyste dépendant en grande partie de l'introduction de l'air. Or, un des grands avantages de la ponction aspiratrice, dont nous allons nous occuper maintenant, est précisément d'empêcher l'air de pénétrer dans le kyste par la piqûre.

Harley, par exemple, sur 33 cas traités par la ponction simple compte 11 guérisons, 12 insuccès et 10 morts ; certainement c'est un résultat peu favorable.

Ponction aspiratrice. — La ponction aspiratrice diffère de la ponction capillaire simple en ce que le trocart est en communication avec un appareil aspirateur.

Ce procédé créé, et vulgarisé avec ardeur par M. Dieulafoy, possède des avantages incontestables. Il éclaire le diagnostic. Quand le kyste à échinocoque n'est pas très volumineux, on s'expose à ne pas pénétrer du coup dans sa cavité en se servant d'un simple trocart capillaire. D'autres fois on pénètre trop avant. En répétant ces ponctions exploratrices, et en se livrant à toutes sortes de manœuvres pour faciliter l'écoulement du liquide, on

irrite fort la séreuse abdominale et les parois du kyste
et on multiplie les chances de péritonite et de suppuration.

Avec l'appareil de M. Dieulafoy, rien de semblable.
Dès que la pointe du trocart plonge dans la sérosité du
kyste, l'aspiration fait jaillir aussitôt celle-ci dans le
récipient où le vide est pratiqué.

Il facilite l'évacuation. En effet, il n'est pas besoin
d'un gros trocart pour vider le kyste. Avec le plus petit
des modèles l'écoulement devient facile et total.

Il empêche certaines complications. Plus le trocart
est petit et moins l'ouverture de pénétration a de chances
de livrer passage au liquide kystique pour s'écouler dans
le péritoine.

En outre, et cet avantage est capital, l'introduction de
l'air extérieur est empêchée.

Considérée à ce triple point de vue de la facilité avec
laquelle on arrive à évacuer le kyste, de l'innocuité relative de l'opération, et de la soustraction de la tumeur
à l'influence de l'air, la ponction aspiratrice est incon-
testablement supérieure à la ponction capillaire simple.

Mais elle présente, à côté de ces avantages, de sérieux
inconvénients.

Quand à l'autopsie on examine l'intérieur d'un kyste
hydatique, quel que soit son siège viscéral, on est surpris
par la variété du contenu. On y voit du liquide séreux,
clair, eau de roche, puis des centaines de vésicules flot-
tant dans ce liquide, les unes petites comme des têtes
d'épingles, les autres grosses comme des avelines, des
œufs de poule et parfois plus volumineuses. A côté de

cela, une paroi à feuillets multiples, dont l'épaisseur est variable. La tunique interne ou germinative est la membrane fertile du kyste ; c'est d'elle que naissent les vésicules filles ; c'est sur elle que s'implantent les échinocoques.

Que fait une ponction aspiratrice dans ce milieu spécial ?

Elle enlève ce liquide séreux. Le calibre du trocart est trop petit pour que les vésicules, malgré leur souplesse, puissent sortir au dehors. Elles demeurent donc dans la tumeur. Que deviennent-elles ? Si tout le liquide chargé de les nourrir par le chlorure de sodium qu'il renferme a été évacué, il y a beaucoup de chance pour que les vésicules meurent, le liquide devient louche, et c'est alors qu'on a pu trouver, au fond de la poche, une sorte de sable abondant, formé par les crochets qui se sont déposés. La poche alors se modifie, la tumeur se transforme en une masse calcaire, ou moitié calcaire, moitié graisseuse. La paroi s'est rétractée et on trouve dans ces cas, à l'autopsie, des kystes calcifiés à parois froncées.

C'est là, il faut bien le dire, le résultat idéal.

Si, une partie seulement du liquide a été évacuée, ce qu'il en reste peut suffire encore à l'entretien et à l'alimentation des vésicules filles ; la membrane germinative ne perd pas ses droits et la fertilité du kyste, un instant ébranlée, reparaît tout entière. Le kyste s'est reproduit ; les parois ont sécrété de nouveau liquide.

Si l'on est partisan de la ponction aspiratrice curative il faut faire l'évacuation complète, étancher tout à fait la tumeur. Il doit se faire, en effet, dans cette tumeur primitivement tendue et tout d'un coup réduite à ses parois seules, un vide relatif qui appelle de tous côtés de quoi le combler. Si le kyste est en plein tissu hépatique, il se fera certainement un appel auquel les canaux biliaires ne resteront pas indifférents, et la bile, en plus ou moins grande quantité, pénétrera dans l'intérieur du kyste, entraînant avec elle la mort certaine des hydatides. Si le kyste est mobile et non adhérent, s'il est rattaché au foie par un pédicule, et si ses parois sont lisses, il s'affaissera sur son contenu solide et la transformation granulo-graisseuse s'emparera du tout.

La ponction aspiratrice qui amène ces résultats doit être encouragée, mais est-ce la règle?

Une seule ponction guérit exceptionnellement un kyste hydatique du foie. Dans ces cas, qu'on publie volontiers à cause de leur rareté, MM. Leudet et Lépine (1), sont d'accord pour admettre une constitution spéciale du kyste. Il faut qu'il soit petit, à une seule loge et qu'il n'ait pas de vésicules filles. Cette dernière condition est capitale pour eux. « On peut dire qu'il existait des vésicules filles quand la poche kystique se remplit au bout de quelques temps après la ponction. »

Peut être aussi n'a-t-on pas suivi assez longtemps les malades traités par une ponction unique pour s'apercevoir d'une récidive?

M. Le Dentu présentait à la Société de chirurgie, le 19 mai 1886, un cas de kyste hydatique du foie guéri par la ponction unique. Il s'agit d'une femme de vingt-sept

(1) VIe Congrès pour l'avancement des sciences.

ans, entrée, il y a plus de trois mois à l'hôpital St-Louis, pour un énorme kyste hydatique du foie compliqué d'une légère pleurésie droite. Le 18 février, une ponction faite pour confirmer le diagnostic donna deux litres de liquide hydatique sans crochets. Cette ponction aspiratrice, faite avec toutes les précautions antiseptiques, fut suivie d'une élévation passagère de la température à 40°, de cause obscure. Le liquide se reproduisit assez rapidement en même quantité qu'avant la ponction, et sur ces entrefaites, la malade eut une pneumonie assez grave, pendant la convalescence de laquelle elle fut envoyée dans un pavillon d'isolement. A son retour dans les salles de M. Le Dentu, le chirurgien était décidé à intervenir activement. Mais il fut tout étonné de ne plus trouver trace de kyste. On put constater en effet que le foie a repris ses dimensions normales.

Ces cas sont évidemment indéniables; mais ce sont des exceptions et ces guérisons en un temps doivent certainement tenir à la situation du kyste et à sa constitution. Ce résultat ne peut certes s'obtenir que *pour des kystes petits, jeunes, à parois souples,* ou des kystes *plus volumineux, mais qui ne sont plus fertiles,* ou des kystes de la *variété acéphalocyste.*

Si le kyste est petit, après l'évacuation du liquide, les vésicules tassées les unes contre les autres, comprimées par l'affaissement des parois, privées de liquide nutritif, pourront subir des phénomènes de résorption qui amèneront la transformation et la disparition de la tumeur.

Si le kyste est gros, si surtout il est ancien et s'il a contracté des adhérences, sera-t-il possible alors que ses parois rigides, formées en plus ou moins grande partie de tissu hépatique, pussent, après une ponction unique, revenir sur elles-mêmes et faire disparaître la cavité kystique. Dans cette cavité, en partie ou totalement vidée, il se fera de nouveau des sécrétions ; le liquide sera peut-être changé de couleur et de composition, mais le kyste sera reproduit. Quant aux vésicules, si la mort ne les a pas toutes flétries, ce qui est probable, elles seront des agents de son extension nouvelle. Je ne parle pas ici des cas de kystes multiloculaires ; il est bien certain qu'en admettant que la ponction en guérisse un, les autres resteront à traiter. Nous arrivons alors aux ponctions multiples qu'il faudra répéter autant de fois que le kyste renferme de poches distinctes. M. Dieulafoy a fait jusqu'à trois cents ponctions aspiratrices successives, sans danger aucun pour le malade. Cet exemple atteste l'innocuité de l'opération quand elle est conduite par des mains habiles, mais il prouve aussi la longueur d'un traitement semblable. S'il est des médecins dont la patience ne se lasse pas, peut-être se trouverait-il peu de malades pour les suivre dans cette voie ?

Comme nous le disions en commençant, la ponction unique curative est une rareté.

La suppuration du contenu du kyste peut, grâce à des précautions minutieusement aseptiques, être évitée. MM. Dieulafoy, Moutard-Martin, Monod, Magnan dans sa thèse (1) ont rapporté des cas de guérison obtenue après plusieurs ponctions aspiratrices successives sans

____

(1) Contribution à l'étude des kystes hydatiques du foie, Th. 1877.

que le liquide fût devenu purulent. Cependant, le plus
souvent, quand la tumeur se reproduit après une première ponction, le liquide qu'on retrouve ultérieurement
ne tarde pas à renfermer du pus. Le liquide, de clair et
transparent qu'il était, devient verdâtre, surtout quand
le kyste est entouré de tissu hépatique en entier et renferme de l'albumine. Ce fait tient à ce qu'il s'est produit un phénomène d'exhalation des éléments de la bile.
Des leucocytes nombreux apparaissent et le pus est
formé. Mais ce pus présente souvent un caractère propre,
c'est qu'il peut rester longtemps sans incommoder le
malade.

M. Gérin-Roze présentait à la Société médicale des
hôpitaux (1) l'observation suivante que je résume.

Femme de 41 ans. Kyste du foie volumineux.

1re ponction, 15 octocre 1874, liquide clair, eau de roche.

2e ponction, 13 août 1875, liquide purulent.

Vomique stomachale, le 28 juin 1877, par suite de rupture dans l'estomac. Guérison.

Cette malade a donc pendant dix mois porté un kyste
suppuré et cela, paraît-il, sans inconvénient notable.

M. Dieulafoy qui a attiré l'attention sur ce fait en
donne plusieurs exemples. Je crois qu'il faut expliquer
cette innocuité relative par deux raisons: d'abord et
naturellement parce que c'est du pus dans une cavité
close, à l'abri de l'air, ensuite parce que la bile contenue
dans ce pus qu'elle colore lui communique des propriétés
antifermentescibles.

(1) Société médicale, Bulletin, 1877.

Mais il n'en va pas toujours de même et les suppura-
tions prolongées ont sur l'organisme une influence plus
souvent fâcheuse et mortelle.

La ponction aspiratrice n'est pas d'une innocuité par-
faite et la péritonite a quelquefois été le résultat d'une
seule ponction. M. Scottow (1) a ponctionné, chez une
jeune fille de 17 ans, un kyste très volumineux du foie
avec un trocart fin en communication avec un appareil
aspirateur. Il évacua de la sorte 38 onces de liquide;
seule la partie supérieure de la tumeur se déprima. L'état
général de la jeune fille était très satisfaisant avant l'opération.

Celle-ci fut suivie d'une légère réaction fébrile pendant
quatre jours. Au neuvième jour, la fièvre revint et la
malade succomba le quatorzième jour après la ponction.

A l'autopsie on constata l'existence d'une péritonite
suppurée. Le foie renfermait deux kystes adossés l'un à
l'autre et qui contenaient un grand nombre de vésicules
hydatiques nageant dans une sérosité purulente. Naturellement le trocart n'avait pénétré que dans un seul de ces
deux kystes.

Les ponctions multiples ont des chances toujours crois-
santes d'amener la péritonite. Et il suffit d'un oubli des
règles d'antisepsie, d'un trocart mal lavé pour conduire
aux plus graves dangers.

En résumé nous trouvons que la ponction aspiratrice
unique et à plus forte raison multiple peut entraîner de
graves conséquences comme la péritonite, la suppura-

(1) The Glascow medical journal, 1876.

tion, la septicémie sans parler des abcès du foie et de l'embolie pulmonaire.

AUTO-INFECTION APRÈS LA PONCTION

Volkmann, au VIe Congrès des chirurgiens allemands, a attiré l'attention sur une complication peu connue des ponctions.

Nous empruntons les détails suivants à un article de Lihotsky, assistant du professeur Albert de Vienne, que nous avons traduit (1).

« Il y a encore parmi les dangers éventuels de la
« ponction une circonstance bonne à se rappeler, c'est
« l'auto-infection, toujours possible par pénétration du
« contenu kystique dans la cavité péritonéale. Que le
« liquide du kyste hydatique puisse se déverser dans le
« péritoine, lors des diverses ponctions, cela est suffi-
« samment établi par un si grand nombres d'observa-
« tions, qu'il serait superflu de chercher à l'établir
« davantage et c'est la crainte de cette pénétration qui
« a fait inventer l'incision en deux temps, l'acupuncture
« et les caustiques ».

L'on redoutait la péritonite et l'on ne prenait pas garde à la possibilité de la pénétration simultanée des embryons d'échinocoques et à l'infection qui pouvait s'ensuivre. Mais lorsque Finsen en Allemagne, Kirmisson (2)

(1) Lihotsky (Deutch. zeitschrift für Chirurgie), 1885
(2) Kirmisson. Archives de médecine.

en France eurent fait observer que le liquide clair n'avait pas du tout de conséquences fâcheuses et que son entrée dans le péritoine causait tout au plus, et çà et là, une urticaire assez vive, on ne le craignit plus et Fagge et Murchinson allèrent *jusqu'à faire l'évacuation sous-cutanée du liquide* dans le péritoine.

Récemment encore, Korach a apporté la preuve directe de la tolérance du péritoine pour le liquide clair du kyste hydatique puisqu'il a pu en injecter dans le ventre à des lapins sans provoquer la moindre réaction.

La crainte de la péritonite étant écartée, restait la question d'auto-infection et de généralisation des échinocoques.

C'est Völkmann (1) qui, en 1877, présenta le premier cas. Il avait observé un malade traité sans succès par la ponction. A l'autopsie, il rencontra dans le mésentère, dans l'épiploon et sur le péritoine viscéral de petites tumeurs kystiques nombreuses renfermant des échinocoques.

Huoter vit un cas semblable. C'était un kyste hydatique du bassin. La ponction parut d'abord avoir amené la guérison ; neuf mois plus tard, le malade se présenta avec un kyste du foie; nouvelle ponction qui fut suivie de récidive. Le malade mourut à quelque temps de là ; à l'autopsie quelques échinocoques dans les poumons, et d'innombrables dans le péritoine.

Gratia (2) a publié un autre cas analogue des plus inté-

(1) Völkmann. Communication au VIe Congrès des chirurgiens allemands, reproduite dans tous les journaux de médecine de Berlin.
(2) Presse médicale belge, t. XXXV.

ressants, dans lequel la généralisation fut la suite non pas de la ponction, mais de la *rupture spontanée* du kyste.

Il s'agissait d'un homme de 40 ans, chez lequel la rupture d'un kyste du foie ne fut suivie d'aucune réaction péritonéale, mais d'une urticaire généralisée. La ponction abdominale donna issue à un liquide contenant de l'albumine et des éléments biliaires.

Plus tard, il y eut des hémoptysies, un pneumothorax du côté droit avec expectoration de membranes kystiques.

Cinq années après, nouvelle rupture portant, cette fois, sur une tumeur cystique de l'hypogastre suivie de diarrhée.

Longtemps après, deux nouvelles tumeurs apparurent dans l'épaisseur de la paroi abdominale antérieure et jusqu'à présent l'état général est resté intact.

Lihotsky eut l'occasion d'observer un cas semblable, il s'agissait d'un matelot dalmate, de la Cie de Navigation du Danube, qui portait un kyste du foie reconnu déjà par beaucoup de médecins. Cette maladie ne l'empêchait pas de continuer sa profession difficile.

Après une chute sur le bord du navire, il éprouva subitement des accidents de la plus sérieuse gravité, fièvre, douleurs, ictère, vomissements. Il entra à l'hôpital de Buda-Pesth où il fut examiné par le Dr Reuss et par Lihotsky.

A ce moment, on constatait une grande tumeur fluctuante, allant jusqu'à l'os iliaque et dépendant manifestement du foie; en outre, on pouvait sentir sept tumeurs grosses comme des œufs de poule sous la paroi abdominale. Quelques-unes d'entre elles faisaient une saillie très appréciable.

Le malade, intelligent, et qui s'était observé, racontait très franchement que les petites tumeurs était survenues après l'accident.

Il faut voir dans leur développement tardif une conséquence de la déchirure du kyste et une généralisation ultérieure.

Le Dr Von Puky, dans le service du professeur Koranyi (1) opère une malade qui avait subi des ponctions et qui avait un kyste hydatique péritonéal et un kyste hydatique. Nous reproduirons plus loin cette observation.

Le professeur Verneuil, à la Société de chirurgie (2) donna deux observations de généralisation d'hydatides, l'une concernant un homme et l'autre une jeune fille.

Dans tous ces cas, la généralisation des hydatides paraît bien en rapport avec la pénétration du liquide kystique dans le péritoine, pénétration qui, si minime soit-elle, est presque impossible à éviter de la part d'une ponction.

PROCÉDÉS DIVERS DE PONCTION

(BOINET, SIMON, VERNEUIL.)

L'inconvénient principal de toutes les méthodes précédentes était l'évacuation incomplète du contenu des kystes.

(1) Puky. Archives de Langenbeck, 1885.
(2) Société de chirurgie, 1885.

Boinet voulut y remédier en introduisant dans la pratique la ponction évacuatrice avec un gros trocart. Il employa le trocart à hydrocèle et essayait de trouver les adhérences de la tumeur avec la paroi pour y faire de préférence cette opération. Il laissait la canule en place pendant quelques jours et introduisait, s'il le fallait, des sondes de différentes grosseurs pour accroître l'orifice d'écoulement. Boinet, dans plusieurs cas, introduisit un second trocart courbe par cette ouverture et pratiqua de dedans en dehors une contre-ouverture située à 5 ou 6 centimètres de la première ponction. Une sonde fut laissée à demeure dans ce second orifice, de façon à déterminer des adhérences locales. Après quoi, il lui fut permis, à l'aide d'un bistouri de faire une incision réunissant les deux ouvertures.

Les partisans modernes des ponctions n'ont guère fait que propager ces idées de Boinet. Les Allemands ont donné au procédé de Simon de Heidelberg le nom de procédé de la double ponction. Voici en quoi il consiste (1).

Sur le point le plus saillant et le plus fluctuant du kyste, on enfonce de quelques centimètres un fin trocart explorateur, on retire le stylet et l'écoulement séreux confirme le diagnostic. Alors, à quelque trois centimètres de là, on enfonce dans le kyste un autre trocart de même grosseur. Après évacuation d'une partie du liquide par les deux canules, on les obture avec des bouchons de cire et on applique sur le tout un bandage protecteur,

---

(1) Von Puky. Archives de Langenbeck, XXXI, 1884, traduit par l'auteur.

Les jours suivants, le malade doit rester au lit. Deux ou trois jours après, on fait une nouvelle évacuation pour s'assurer si déjà la suppuration s'est emparée du kyste, on continue ainsi jusqu'à ce que le trouble du liquide et son odeur pénétrante viennent démontrer la décomposition de la paroi du kyste. C'est alors le moment de l'incision. Mais si, ni la fièvre, ni un sentiment d'oppression ni aucune autre sensation pénible ne contraint l'opérateur à l'ouverture prompte et à l'évacuation totale du kyste, on juge plus opportun d'attendre quelques semaines pour faire l'incision.

Lors de l'incision (qui consiste dans la section du pont situé entre les deux canules) le contenu du kyste se vide avec la plupart des vésicules filles. Quant aux plus grosses vésicules ainsi que la membrane générative en décomposition, l'opérateur cherche à les saisir avec des crochets mousses et à les extraire.

L'expérience a montré cependant qu'il n'y a pas toujours ainsi dans chaque cas des adhérences nombreuses. A ce point de vue, Simon fait remarquer que dans ce cas de non-adhérence, il ne se fait pas d'écoulement à côté de la canule et que la canule suit les oscillations respiratoires; au contraire, quand les adhérences sont établies, le contenu du kyste coule le long de la canule et la canule reste fixe.

Voici une observation de Ranke (1) tirée de la clinique du professeur Volkmann et qui nous montre le manuel opératoire et le résultat de cette méthode.

(1) Berliner Medicinische Wochenschrift, 1879.

Femme de 23 ans, atteinte depuis 4 ans d'une tumeur de l'hypochondre droit, indolente, diagnostiquée facilement comme kyste hydatique.

Une ponction à la seringue de Pravaz retire du liquide clair contenant des crochets. Fièvre vive, et urticaire pendant cinq jours. Après la disparition de ces phénomènes, en s'entourant de mesures antiseptiques, on plonge deux courts trocarts d'argent dans la partie la plus saillante de la tumeur, à deux centimètres l'un de l'autre. Environ 150 gr. de liquide clair, jaunâtre avec quelques traces d'albumine et quelques globules blancs sortirent. Les deux canules oblitérées avec de la cire phéniquée restèrent en place pendant six jours, du 11 au 17 juin, sous un pansement de Lister et furent remplacées pendant 3 jours par une sonde d'argent. La température resta normale pendant ce temps. Après qu'on eut retiré la sonde, du 20 au 27, développement rapide de la tumeur avec fièvre élevée.

Dix-sept jours après la ponction, incision entre les deux piqûres, section du pont. Avant d'arriver sur la paroi du kyste il fallut couper l'épiploon adhérent au péritoine pariétal. Suture du kyste à la peau; lavages phéniqués, curage avec cuillers, et pinces qui enlèvent des morceaux de paroi. La fièvre tombe aussitôt. Intoxication phéniquée. On fait alors des lavages au permanganate de potasse.

Le 1er août, la membrane germinative sort, épaisse de 1 centimètre. Rétraction de la paroi. L'état général s'améliore vite et le 1er novembre, il reste seulement une cicatrice de 1 centimètre de long.

M. le professeur Verneuil, empruntant à Boinet l'idée du gros trocart, a introduit en plus une grosse sonde à demeure.

Nous prenons les détails suivants dans une de ses cliniques de la Pitié.

« Tout traitement d'un kyste hydatique doit répondre aux trois conditions suivantes :

« Vider le contenu de la poche ; empêcher la reproduc« tion du liquide ; provoquer l'élimination de la paroi
« même du kyste.

« On peut, il est vrai, par des ponctions simples,
« arriver à un certain résultat, parfois même à une gué« rison définitive ; malheureusement cette conséquence
« est tout à fait exceptionnelle. On n'obtient ainsi le
« plus souvent qu'une amélioration passagère et il faut
« renouveler plusieurs fois les ponctions, ce qui peut
« n'être pas sans dangers.

« Il est une méthode plus rapide avec laquelle il est
« inutile de chercher à établir préalablement des adhé« rences par l'application des caustiques, lesquels sont
« d'ailleurs loin de mettre à l'abri de tous dangers. Elles
« peuvent manquer totalement et être assez faibles pour
« se rompre totalement, alors même qu'on croit pouvoir
« être le plus assuré du succès ; elles peuvent sous l'in« fluence de la fièvre, se résorber comme tous les tissus de
« cicatrice et disparaître en laissant les liquides pénétrer
« dans le péritoine. » Supprimant cette longue période préparatoire qui peut durer de trois à six semaines, M. Verneuil pénètre dans le kyste du premier coup, au moyen d'un trocart de gros calibre, et introduit dans la

poche une grosse sonde de caoutchouc qui y reste fixée à demeure.

Grâce à la rétraction des parties, les tissus se moulent sur la sonde qui remplit complètement l'orifice. Mais il est nécessaire pour cela que le trocart employé soit de gros calibre et que la sonde en remplisse exactement la lumière.

L'opération étant ainsi faite, le liquide est évacué facilement, et M. Verneuil, dans un grand nombre d'opérations sur toutes sortes de kystes hydatiques, n'a jamais observé rien qui pût lui faire penser qu'il s'en était échappé quelques gouttes dans le péritoine.

Il se fait vite une couronne d'adhérences très solides autour de l'orifice, ainsi que le fait a pu être constaté dans quelques autopsies.

Il est bon de rappeler à ce sujet que les adhérences ne sont pas en rapport direct avec l'intensité de l'inflammation; il faut que celle-ci soit médiocre, car si elle était prononcée, elle en compromettrait la solidité.

M. Verneuil conseille encore, après avoir vidé la poche en partie, de la désinfecter au moyen de liquides antiseptiques, et pour éviter le contact de l'air avec cette cavité, il imite le procédé de Reybard pour le thoracentèse en adaptant à la sonde une baudruche formant soupape.

L'introduction faite plusieurs fois par jour dans le kyste, de liquides légèrement antiseptiques détermine la mort des hydatides et provoque une inflammation qui ne tarde pas à amener l'élimination de la poche. Pour agrandir l'ouverture et faciliter l'écoulement on peut passer des sondes de calibre graduellement croissant.

La poche s'engage quelquefois assez difficilement, il est vrai, dans l'orifice de la sonde, mais alors il n'y aurait aucun inconvénient, à cette période, à inciser les bords de l'orifice, qui sont dès lors suffisamment garantis par les adhérences, au bistouri ou plutôt au thermocautère.

On arrive donc par ce procédé à une guérison définitive qui, suivant les cas, peut être obtenue dans un espace de temps qui varie de six semaines à deux mois, temps qui peut d'ailleurs être dépassé de beaucoup, car dans le cas de kystes hydatiques très volumineux, le retour des parties à leur état normal se fait quelquefois avec une extrême lenteur.

Dans une des dernières séances de la Société de chirurgie (année 1885), M. Verneuil changea quelque peu ce procédé de traitement dont il ne dissimula pas certains revers, notamment :

1° Une jeune fille, qui, en même temps qu'un kyste hydatique du foie, en avait d'autres aux poumons et dans la cavité abdominale;

2° Un homme atteint d'une demi-douzaine de kystes hydatiques du ventre;

3° Une femme chez laquelle il y avait des adhérences et une fistule entre l'intestin et la cavité du kyste.

Ces cas étaient très graves, il est vrai; mais la mort fut imputable à ce procédé.

Il y a apporté une modification : au lieu d'une ponction unique, il en fait deux. S'inspirant du procédé de Simon, il coupe, vers le 7e jour, le pont de peau intermé-

diaire. Pas de fièvre, si ce n'est au moment de l'inflammation éliminatrice.

Küster (1) a modifié aussi le procédé de Simon, en
enfonçant dans le kyste (une distance de cinq centimètres séparant l'orifice d'entrée de l'orifice de sortie), un
trocart courbe, dont la canule portait une ouverture au
milieu de sa convexité. Après l'extraction du stylet les
deux orifices de la canule courbe sont bouchés antisep-
tiquement et le tout est fixé en place. Vers le 7e ou
10e jour, quand le liquide coule autour et le long de la
canule, ce qui prouve la solidité des adhérences pariétales,
il remplace la canule par un fil qui sert à faire la ligature
élastique du pont de peau placé entre les deux orifices
de la ponction courbe.

PROCÉDÉ DES CAUSTIQUES

Récamier avait compris mieux que personne la nécessité d'ouvrir largement les kystes du foie. Et il fut l'in-
venteur non seulement du procédé des caustiques, mais
aussi de l'incision en deux temps qu'on attribua à Bégin
et que les Allemands dénomment depuis longtemps procédé de Volkmann.

Guidé par la pratique de Graves, pour les abcès du
foie, Récamier imagina vers 1825 la méthode qui consiste à faire des applications successives de pâte caustique jusqu'au kyste afin de provoquer des adhérences

(1) Archives de Langenbeck, 1885.

péritonéales et à faire ensuite à la tumeur l'ouverture aussi large que le comportent les circonstances. On sait que l'irritation déterminée par les caustiques dans les tissus voisins de la partie mortifiée gagne le péritoine et y détermine une inflammation adhésive avec accolement de ces deux feuillets, avant que le travail de mortification atteigne les couches profondes des téguments. Cette adhérence péritonéale a été démontrée expérimentalement sur des chats par Cruveilhier. Les autopsies l'ont confirmée.

Demarquay (1) a pu déterminer avec une grande précision les rapports d'étendue de l'eschare avec la portion adhérente du péritoine. Cette constatation eut lieu chez un homme traité dans le service de Demarquay. « Les adhérences ont acquis une solidité capable de résister aux tractions les plus énergiques. La surface qu'elles occupent correspond avec une précision remarquable aux points intéressés par la pâte de Vienne. Leur circonférence reproduit aussi toutes les inégalités des cautérisations extérieures. Elle circonscrit une étendue dont les points extrêmes mesurent 9 centimètres environ. Au point d'accolement de la tumeur et de la paroi abdominale, le péritoine se continue sans ligne de démarcation sensible, sans qu'il soit possible de retrouver la trace d'union des deux membranes viscérales et pariétales. »

D'abord on appliqua une couche légère de pâte de Vienne, et on attendait la chute de l'eschare pour faire une seconde application, puis une troisième, et ainsi de

______

(1) Union médicale, 1867.

suite. Demarquay laissait au caustique le soin d'ouvrir la poche kystique.

Mais ce procédé est long. Dans le but d'activer le traitement, Dolbeau faisait une incision cruciale sur l'eschare; le professeur Richet se sert du chlorure de zinc et ponctionne l'eschare avec un trocart qu'il laisse à demeure.

M. Tillaux défend aussi ce procédé; à la Société de chirurgie (1881) il indique sa manière de faire qu'il résume ainsi : Il traverse les tissus en cautérisant et en incisant les eschares jusqu'au niveau du muscle transverse et enfonce alors dans le tissu du foie une flèche de Canquoin sèche et dure, longue de 10 centimètres et de la grosseur du doigt ; il se produit une petite eschare autour de la flèche et tout tombe deux à quatre jours après, laissant un large orifice par lequel le kyste se vide presque instantanément.

Les médecins danois se servent beaucoup de pâte caustique. Finsen seul, a traité 40 cas d'échinocoques du foie avec ce procédé. Il a eu 35 cas de guérison et cinq morts.

Jonassen a opéré avec succès un grand nombre de kystes du foie en suivant cette méthode.

Malheureusement je n'ai pu recueillir tous ces faits de littérature danoise, si riche en kystes hydatiques.

Cette méthode, inaugurée en France, n'y a pas fait longtemps fortune. Elle est abandonnée de la plupart des chirurgiens qui lui ont reconnu quatre grands défauts :

1° La difficulté d'application du caustique.

2° Les douleurs violentes.

3° L'incertitude sur l'étendue et la solidité des adhérences provoquées.

4° La lenteur du traitement.

Le grand reproche, qui s'appuie sur de nombreux faits, est celui qui consiste à dire que les adhérences ne sont pas toujours ni assez étendues ni assez résistantes. Si le malade en cours de traitement vient à éprouver quelques phénomènes fébriles, les adhérences fondront comme du beurre et la cavité péritonale deviendra béante. Leudet a cité un cas dans lequel la rétraction du foie après la sortie du liquide amena ce même résultat.

Le foie participant des mouvements respiratoires possède une mobilité qui compromet la formation des adhérences.

De plus, la pâte caustique après avoir détruit la paroi abdominale, peut fort bien rencontrer, au-dessous, du tissu hépatique. Comment ce parenchyme va-t-il se comporter vis-à-vis de la pâte de Vienne et de Canquoin ? Je pense qu'on peut voir survenir à la suite de cette application des conséquences très graves telles qu'abcès, phlébite, etc., avec lesquelles il faut compter.

Nous voyons donc que le procédé des caustiques ne met pas à l'abri de dangers considérables. Mal accueilli à ses débuts, il devint plus tard classique ; mais actuellement, quoiqu'il compte encore quelques partisans distingués, il tend de plus en plus à disparaître.

Tout autre fut le sort du second procédé de Récamier, l'incision en deux temps, qui, délaissé d'abord, reprend aujourd'hui le premier rang grâce au puissant secours de l'antisepsie.

SECONDE PARTIE

Nouvelles Méthodes (Large incision)

C'est en Allemagne que les méthodes vraiment chirurgicales, qu'il nous reste à décrire, ont trouvé sinon des
créateurs (puisque c'est Récamier et Bégin en France qui
les avaient découvertes) mais des défenseurs et des pro-
pagateurs ardents et convaincus.

Avant 1877, on était en Allemagne fort enthousiaste
de la méthode de la double ponction de Simon, employée
presque uniquement. Les résultats paraissaient heureux
quand Neisser (1) publia une série de 15 cas de kystes
hydatiques du foie traités de cette façon; et quoique cinq
d'entre eux, c'est-à-dire 33 pour cent, soient morts, il
n'en recommanda pas moins le procédé.

Peu à peu les insuccès devinrent plus considérables et
Volkmann, Trendelenburg, Hueter et Ranke (2) donnèrent des cas où la mort arriva, dans le premier acte de
ce procédé opératoire par péritonite, écoulement de
liquide dans le péritoine, septicémie, putridité du kyste.

On chercha alors à appliquer la méthode antiseptique pour parer à ces accidents, mais alors, sous le pansement de Lister, les adhérences ne se faisaient pas, la
réaction inflammatoire n'était pas assez forte pour obte-

(1) Neisser, Die Echinococcen Krankheit, 1877.
    Archives de Langenbeck, 1886.

nir l'adhésion des parois ; le but était dépassé et même pas atteint. D'ailleurs, cette méthode en introduisant deux ponctions exposait deux fois aux dangers de la ponction simple ; les dangers étaient doublés.

Volkmann, au VI⁰ Congrès des chirurgiens allemands, en 1877, présenta le premier cas heureux de guérison de kyste à échinocoque par l'incision large. Ce n'est pas qu'il fût absolument le premier dans cette voie ; il y avait eu quelques cas traités de cette façon, Russell (1) Jarjavay (2) Ried et Brehme (3) mais ces faits avaient passé inaperçus et l'incision en deux temps, tirée de l'oubli, fut préconisée par Volkmann dont elle garda le nom.

INCISION EN DEUX TEMPS. — PROCÉDÉ DE VOLKMANN

Comme son nom l'indique cette méthode comporte deux phases : Dans la première, on incisera les parties molles ; dans la seconde, les parois du kyste.

Premier temps. — Sur le point le plus saillant de la tumeur du foie, quelque peu à gauche ou à droite de la ligne médiane, et parallèlement au rebord des cartilages costaux on sectionne successivement la peau, le tissu cellulaire sous-cutané, les fibres musculaires du grand droit de l'abdomen, des obliques et du transverse ou les aponévroses qui les représentent et on s'arrête sur le péritoine pariétal (4).

(1) Archives de médecine, 1898.
(2) Gazette des hôpitaux, 1858
(3) Deutsche Klin. 1857.
(4) Dr Von Puky. Archives de Langenbeck, 1885

Le malade a été, au préalable, endormi au chloroforme, et lavé totalement et localement d'une façon entièrement aseptique.

L'incision doit avoir de 6 à 8 centimètres de longueur.

On pince alors le péritoine pariétal, on fait avec des ciseaux une boutonnière et on la coupe dans toute la hauteur de la plaie.

Quand l'hémostase est assurée avec la plus grande rigueur par des pinces, puis par des ligatures au catgut si c'est nécessaire, on procède au pansement.

Presque toujours à ce moment, le kyste, à moins, d'être intrahépatique, tend à faire hernie entre les lèvres de la plaie, toujours il y a de la part de cette tumeur, à moins de fortes adhérences aux organes voisins, une tendance à pénétrer dans la plaie opératoire.

On remplit cette plaie de tampons de gaze phéniquée chiffonnée ou de gaze iodoformée. Le tout est recouvert de ouate salicylée ou de coton hydrophile, mis en grande quantité et enfin d'un bandage de corps en flanelle suffisamment serré pour immobiliser, autant que faire se peut, la base de la poitrine et diminuer dans une certaine proportion les mouvements du foie qui sont des obstacles au but recherché.

Que désire-t-on en effet ? C'est créer des adhérences entre la plaie et les parois du kyste au moyen d'un travail inflammatoire inévitable, puisqu'il y a plaie, mais limité et circonscrit aux bords mêmes de cette plaie, grâce au pansement rigoureusement antiseptique qu'on a employé.

Second temps. — Sous ce pansement il n'y a habituellement aucune réaction sérieuse, ni douleur, ni fièvre, ni péritonite.

Au bout de huit à neuf jours lorsque les bords de la plaie, paraissent adhérents à la paroi du kyste, on incise la poche, on évacue le contenu.

Ce second temps s'opère sans chloroforme parce que l'incision est indolore (1), quand bien même il y aurait du tissu hépatique à sectionner et ensuite pour que les adhérences récentes n'aient pas à souffrir des efforts de vomissement possibles.

La cavité lavée avec la solution d'acide salicylique, le chirurgien y place un gros drain, bourre avec des chiffons de gaze la plaie, qui est recouverte par un pansement antiseptique.

L'incision du kyste se fait au bistouri; s'il y a du foie à couper, Volkmann se sert du thermocautère.

Quelquefois l'évacuation n'est pas complète le premier jour; certaines vésicules adhérentes aux parois se détachent plus tard.

Les irrigations doivent être répétées tous les jours ou tous les deux jours, suivant l'état et la quantité de la sécrétion.

Ordinairement après une semaine, la membrane germinative se met à se détacher. Elle vient par lambeaux, rarement en une seule pièce.

On peut se servir de pinces analogues aux pinces uréthrales pour l'extraire (2).

(1) Volkmann, loco citato.
(2) A. Lihotsky, Deutsche Zeltschrift, 1886.

On peut se servir d'un endoscope pour examiner la paroi interne du kyste.

Après trois semaines, la plaie est d'habitude très réduite d'étendue, et le malade peut se lever.

Il reste une fistule qui met un temps variable à se combler, mais rarement moins de trois ou quatre mois.

Le procédé de Volkmann a fait fortune surtout en Allemagne. Je n'ai guère trouvé parmi les publications récentes publiées en France, que le cas du professeur Chauvel (voir plus loin). Encore cet opérateur s'est-il servi du thermocautère dans les premiers temps de l'opération, instrument défectueux quand il sagit d'obtenir une plaie aseptique. On ne doit pas faire de laparotomie au thermocautère.

Le puissant patronage de Volkmann a rendu l'incision en deux temps classique en Allemagne. Ranke, Heusner, Trendelenburg, Albert de Vienne, Kœnig et Madelung l'ont successivement expérimentée avec succès et la considèrent comme le meilleur traitement. Dans un article récent de la Revue de chirurgie de Lücke, Lihotsky, assistant du professeur Albert de Vienne, en vante les mérites et réunit 17 cas opérés et guéris par ce procédé.

Korach donne 6 cas et 6 guérisons.

Ces résultats sont remarquables et ils sont dus aux deux avantages principaux de cette méthode qui consistent : 1° En ce que la pénétration du contenu du kyste dans le péritoine est sûrement empêchée ; 2° en ce que la suppression de la narcose dans le deuxième temps prévient la destruction des adhérences.

INCISION EN UN TEMPS
PROCÉDÉ DE LINDEMANN-LANDAU

Volkmann, comme on le voit, ne sectionnait le péritoine qu'après adhérences, son procédé était à la fois un retour aux anciennes méthodes et un progrès réel, retour, en ce sens que la question des adhérences le préoccupait d'abord ; progrès, en ce sens que ce n'était plus une petite incision comprise entre deux trous de trocart, mais une large ouverture capable de tout vider.

Toutefois, une opération qui n'est pas complète en une seule séance n'est pas, chirurgicalement parlant, une bonne opération, surtout alors que les mêmes résultats peuvent être obtenus, ainsi que nos statistiques le montreront plus tard, par une seule et unique intervention.

Lindemann, inspiré de cette idée, fit le premier l'incision large des parois abdominales et des parois kystiques en un temps. C'est en 1879 que parut l'exposé de sa méthode (1) dans la thèse d'un de ses élèves. Lindémann incise la paroi abdominale jusqu'au kyste en comprenant également le feuillet pariétal du péritoine. Avant d'aller plus loin, il suture les bords de la séreuse avec la peau au moyen de fils de catgut fins et rapprochés.

Dans un second temps, le chirurgien fixe la poche kystique à la paroi ; pour cela, au moyen de deux fils de gros catgut qu'il conduit parallèlement à l'incision,

(1) Kirchner, Inaug. Dissertat. Berlin, 1879.

d un angle de la plaie à l'autre, à travers la tumeur, il
attire ou fait attirer celle-ci au dehors par des aides.
Ce mouvement de traction fait faire hernie à une portion
du kyste et applique le reste contre la paroi abdominale.
Il a pour but d'empêcher la pénétration du liquide kystique dans le péritoine quand on va l'ouvrir (1).

L'incision du kyste se pratique entre les deux fils
parallélement à eux, et tout le long de l'étendue de la
plaie cutanée.

Quand le contenu a été vidé, on achève l'opération en
suturant les bords ectropionnés du kyste aux bords de la
peau.

Sänger et Landau, d'abord partisans de cette méthode,
en démontrèrent le point faible qui consistait dans la
difficulté de tendre ces fils qui assuraient seuls la ferme-
ture de la cavité péritonéale et empêchaient le passage
du liquide kystique dans la séreuse. Cette méthode ne
permettait pas de vider en toute sécurité le contenu du
kyste.

Landau proposa, dès 1880 (2), des modifications qui
furent accueillies avec faveur au IXᵉ Congrès des chirurgiens allemands (3).

Voici ces modifications telles qu'il les a formulées lui-
même : « Après incision des parois jusqu'au kyste, le
kyste non extirpable ou plutôt l'organe porteur du kyste
(que ce soit le foie ou la rate, etc.) et, sans suture préalable du péritoine et de la paroi, est fixé dans les angles de

(1) Ces détails sont traduits de l'article du Dʳ Von Puky déjà cité.
(2) Berliner Klinische Wochens., 1880, nᵒˢ 7 et 8.
(3) Deutsche Geselschaft für Chirurgie, 1882.

la plaie, au moyen de deux sutures perpendiculaires à l'incision et plus ou moins profondes. En pressant sur le kyste et par l'écartement spontané des lèvres de la plaie, on réussit toujours à placer la suture dans les angles de la plaie.

Ce point de suture angulaire cutanéo-kystique est fait avec un fil résistant. C'est le point délicat de l'opération. Ceci fait, on est à l'abri des mouvements de déplacement du foie.

Le kyste, fixé par en haut et par en bas, est saisi et attiré hors de la cavité abdominale par un assistant au moyen de 2 fils de suture non fixés ; alors pour empêcher l'écoulement du contenu du kyste, on le ponctionne avec une fine aiguille de Dieulafoy ; on aspire une partie du liquide, et on attire ensuite le kyste plus ou moins affaissé hors de la plaie au moyen des fils. On incise le kyste dans toute l'étendue de la plaie abdominale. Ce qui restait du contenu est épongé, ou s'écoule spontanément. Pas une goutte ne tombe dans le péritoine. La paroi antérieure du kyste est alors excisée le plus possible et ses bords suturés fixés à la paroi abdominale par des points de suture très rapprochés.

On fait de grands lavages dans la cavité et on place de gros tubes pour assurer le drainage. Un pansement antiseptique ferme le tout. »

La méthode de Lindemann ainsi changée est une opération de premier choix et elle est supérieure à l'opération de Volkmann d'après Landau (1). Celui-ci recon-

(1) Landau, Berliner Klinische Wochenschrift.

naît en effet plusieurs inconvénients à l'incision en deux temps : 1° d'abord elle expose à méconnaître un second kyste tandis qu'une laparotomie complète avec examen direct du voisinage du kyste, constatation des adhérences ou non avec les organes connexes et la palpation avec la main introduite dans l'abdomen permet presque toujours de reconnaître l'existence d'un second kyste ; 2° à égale valeur, une opération en un temps est toujours préférable ; 3° on ne peut pas avec la méthode de Volkmann s'attaquer aux kystes profondément placés.

Lihotsky qui défend l'incision de Volkmann montre que la méthode en deux temps est une opération très simple, très facile, qu'elle peut être faite sans appareil, sans assistants et à la rigueur sans anesthésie, un anesthésique local étant suffisant pour supprimer la douleur de l'incision cutanée. Le 2ᵉ temps mérite à peine le nom d'opération. Il se fait sans douleur, c'est une simple incision. Pas besoin de suture, et l'adhérence du péritoine avec le kyste est assurée.

Les cas de Genzmer et d'Israël (1) montrent qu'on peut avec cette méthode opérer des kystes profonds. Pour un chirurgien isolé la méthode de Volkmann est plus commode.

Voilà ce que dit Lihotsky. Malgré ce plaidoyer en faveur de la méthode en deux temps, il n'y a guère qu'en Allemagne qu'elle a réuni des partisans, qui diminuent d'ailleurs.

En Angleterre Lawson Tait, dès 1880, fait l'opération

____

(1) Voyez plus loin.

en un temps et commence ainsi une série de 12 cas de laparotomie qui furent suivis de guérison.

Quand Lawson Tait présenta, en 1880, son premier cas de guérison à la Société royale médico-chirurgicale de Londres (1), il vanta le procédé d'incision en un temps, et la résection la plus étendue possible. Dans la même séance, les partisans de cette méthode ne furent pas nombreux, à part John Harley et Hulke qui se déclarèrent en faveur de la laparotomie et encore le dernier ne l'admettant que pour les cas de kyste suppuré. Althaüs vanta l'électrolyse qui met, dit-il, par son courant la soude caustique en liberté et tue le parasite. Spencer Wells et Hutchinson se contentèrent alors de faire ressortir les guérisons survenues à la suite de la ponction. Comme on le voit, l'enthousiasme ne fut pas grand en Angleterre pour la laparotomie appliquée à la cure des kystes parasitaires du foie. Mais peu à peu, les cas de guérison se succédèrent. En 1881, Lawson Tait présente deux autres cas. En 1882, un quatrième toujours avec guérison. En 1883, Oliver publia un autre fait suivi de guérison (2). Dès lors la cause de l'incision large était gagnée en Angleterre. Knowley Thornton (3) Harrison Cripps (4) suivirent la méthode Lawson Tait et obtinrent des succès.

En France, à l'encontre de l'incision en deux temps

(1) The Lancet, 1880, compte rendu de la Société médico-chirurgicale de Londres.
(2) The Lancet, 1883, 1er septembre.
(3) Centralblatt für Chirurgie, 1883.
(4) The Lancet, 1886, 8 mars.

qui y fut inventée il y a longtemps (Bégin et Récamier) puis délaissée tout à fait, l'incision en un temps y fut introduite seulement en 1885 mais jouit immédiatement d'une grande faveur et trouva au sein de la Société de chirurgie de Paris (1) de nombreux partisans. Terrier, Monod, Richelot, Lucas-Championnière, Reclus, Segond publièrent différents cas que nous enregistrons dans notre statistique.

OBSERVATIONS

OBSERVATION I (PERSONNELLE)

Kyste hydatique de la face convexe du foie. Incision. Hépatotomie. Résection des parois.

Damb.., 50 ans, concierge à l'hôpital Beaujon. Parmi ses antécédents héréditaires rien à noter. A toujours bu beaucoup. Va à vingt ans en Algérie où il séjourne quinze années. Fièvres intermittentes : première attaque en 1860. Souffre pendant 17 mois consécutifs de ces fièvres. Pas de douleurs hépatiques.

Revient en France en 1872. Pleurésie gauche en 1874 (vésicatoires, deux ponctions dont une donne un liquide purulent ; trois mois de maladie) semble tout à fait guéri.

En 1881, douleurs du côté du foie : sensation de pesanteur, gêne quand il se baisse. Il cesse de travailler pendant six semaines. Les douleurs, très localisées, sourdes, par intervalles disparaissent augmentent par les mouvements. Fièvre légère. Il est alors soigné par M. Raynaud à l'Hôtel-Dieu, qui constate une augmentation de volume du foie, empâtement de l'hypochondre qui est très

(1) Société de chirurgie, compte rendu des séances du 10 septembre 1886 et suivantes.

douloureux à la pression. M. Raynaud pense à une cirrhose syphilitique, malgré les dénégations du patient, et lui donne de l'iodure de potassium, des frictions mercurielles et de l'iodure de plomb en pommade sur la région malade. Le malade sort guéri et reprend son travail.

En 1885, forte bronchite, aphonie complète pendant quinze jours. Rien du côté du foie, si ce n'est un certain degré de gêne quand il se baisse.

L'appétit est bon. Nourriture très azotée, beaucoup de porc. N'a pas de chien chez lui. Autrefois, en Afrique, régisseur d'une ferme importante, il avait affaire souvent avec des chiens, mais jamais de cohabitation avec eux.

En mai 1886, au début du mois, douleurs vagues, courbature, fatigue générale; maigrit, se couche de bonne heure et se réveille aussi fatigué, ne peut reprendre ses forces et cesse de travailler.

Les douleurs du côté droit de l'abdomen se sont remontrées plus vives ; de plus il tousse et a des points de côté et de la fièvre.

Le 21 mai, la respiration est difficile. La base du poumon droit est le siège d'une congestion pulmonaire assez vive. État fébrile assez marqué. L'interne de garde, mon collègue et ami Godet, appelé près de lui, prescrit des ventouses et du sulfate de quinine.

Même état pendant trois jours, quand, le 24 mai, le malade rend après un effort de vomissement une vésicule hydatique grosse comme une noix moyenne. L'examen microscopique me démontra nettement la présence de crochets nombreux.

Dès lors le malade se sent un peu soulagé et l'examen attentif du foie fait reconnaître une tumeur que nous décrirons tout à l'heure.

État saburral, peu d'appétit; fièvre de 38° tous les jours.

Cependant les phénomènes de congestion pulmonaire sont très amendés et la toux est à peu près disparue.

L'examen du ventre donne les renseignements suivants :

B.   4

Foie. — Pas de déformation de l'hypochondre droit ; dans la ligne axillaire douleur assez vive au-dessous des dernières côtes droites. Percussion douloureuse.

Le foie déborde de quatre travers de doigt les fausses côtes ; On peut palper le bord inférieur du foie sans rencontrer de bosselures et d'irrégularités. En somme, sensibilité et hypertrophie hépatique.

Région épigastrique. — On sent une tumeur arrondie, lisse, régulière, ne paraissant pas adhérer à la face profonde de la paroi abdominale et qui se trouve nettement limitée : en bas, par une ligne transversale qui passe par l'ombilic ; sur les côtes, par deux lignes parallèles au bord externe des muscles grands droits ; en haut, par une ligne transversale passant à un centimètre de l'appendice xyphoïde.

En somme, tumeur nettement médiane, symétrique, et occupant tout l'épigastre. Fluctuation profonde. Pas de frémissement hydatique, pas de frottements péritonéaux.

Le 28 mai, je pratiquai une ponction aspiratrice, en m'entourant de toutes les précautions antiseptiques ; je retirai 20 grammes de liquide clair contenant des crochets.

La rate n'offre rien de particulier. Pas d'ascite. Les autres viscères abdominaux paraissent ne rien présenter de particulier.

Poumons. — Le poumon droit présente, en arrière et à la base, de la matité ; on perçoit cependant la respiration, mais avec des frottements abondants.

En avant, sonorité exagérée. Gros râles de bronchite. Rien dans le poumon gauche.

Cœur. — Rien. Artères radiales légèrement athéromateuses. Pas d'œdème des jambes.

L'urine renferme des traces d'albumine.

C'est à ce moment, le 28 mai, que M. Segond, suppléant du docteur L. Labbé, vit ce malade et il se décida à une opération prompte, persuadé que ce kyste du foie était la cause de tous les accidents qu'il présentait, et voulant faire courir au malade une chance, s'il lui en restait encore une, de le sauver.

Donc, malgré l'état général grave du malade, convaincu, qu'une incision aseptique du kyste ne pouvait en aucune façon nuire au malade, et qu'il n'y avait pas de temps à perdre, l'opération fut fixée au 31 mai 1886.

Opération. — Le 31 mai 1886, on endort le malade assez facilement malgré le mauvais état de ses poumons.

Le malade avait été placé dans une chambre isolée, chauffée comme pour une ovariotomie.

L'incision est faite sur la ligne médiane, partant de un centimètre au-dessous de l'appendice xyphoïde et allant à un centimètre de l'ombilic. Peu de vaisseaux dans la paroi; quelques pinces assurent l'hémostase, on tombe sur la ligne blanche qui est sectionnée. On découvre alors la graisse sous-péritonéale qui est abondante. Section de la séreuse avec des ciseaux et sur le doigt comme guide.

Le kyste apparaît aussitôt et fait saillie dans les lèvres de la plaie pariétale. Il se présente sous la forme d'une surface arrondie, lisse, blanchâtre, comme cartilagineuse. A la partie inférieure, l'aspect change, la surface est irrégulière, rougeâtre et présente des saillies irrégulières. A ce niveau et sur la partie gauche du kyste, c'est une lamelle du foie et probablement le bord inférieur du lobe gauche du foie qui constitue la paroi du kyste. A l'extrémité inférieure du kyste, la paroi kystique seule apparaît sans adjonction de tissu hépatique.

L'aspect général de la tumeur donne assez bien l'idée d'un œuf volumineux tendant à se dégager du foie. Le kyste, siège, comme on le voit, à l'union des deux lobes et vers la partie inférieure.

Au moyen d'éponges plates, appliquées latéralement, on essaie de faire sortir le kyste davantage pendant qu'un trocart de fin calibre, aspirateur, introduit dans son intérieur vide une partie du contenu pour en rendre les parois plus souples et plus préhensibles. On retire ainsi 200 gr. de liquide clair, eau de roche; une pince à kyste est appliquée pour attirer le kyste tandis que les aides maintiennent avec des pinces à forcipressure courbes des éponges destinées à refouler les lèvres de la plaie et à empêcher le moindre écoulement du liquide vers la cavité péritonéale.

Grandes difficultés pour pincer le kyste dont les parois cartilagineuses se cassent sous la pression des pinces.

M. Segond explore avec la main introduite dans le ventre l'état des parties voisines et essaie de voir s'il y a d'autres kystes. Le lobe droit du foie est reconnu adhérent dans une grande portion avec la paroi abdominale. Le lobe gauche est adhérent à l'intestin grêle près de son bord inférieur.

Toutes ces adhérences expliquent l'immobilité du kyste et celle relative du foie qui suit d'habitude les mouvements de la cage thoracique.

Alors, le kyste, attiré par un aide, est ouvert suivant la direction de la plaie cutanée, les vésicules sortent nombreuses, petites et grosses ; à la fin le liquide, de clair qu'il était, devient louche et même purulent.

On place alors sur les lèvres de l'incision du kyste des pinces en T qui ont pour but d'attirer ces bords et de les ectropionner, puis on se met en devoir de fixer le kyste à la paroi.

Un doigt introduit dans le kyste sent que sa paroi est extrêmement mince en bas ; une rupture pourrait se produire avec des conséquences graves C'est ce qu'il faut éviter.

Se servant de l'aiguille tubulée, M. Segond s'occupe de faire disparaître ce cul-de-sac inférieur du kyste et, au moyen de quelques fils d'argent bien serrés, l'angle de la plaie est garanti contre toute rupture.

Reste l'angle supérieur qu'on fixe par un long fil d'argent.

Fixé dès lors en haut et en bas, le kyste devient facile à suturer. On place d'abord une éponge dans son intérieur afin d'éviter que l'aiguille aille perforer la paroi postérieure du kyste.

On suture chacun des bords du kyste au bord correspondant de la plaie. Du côté droit, tout va bien et on serre les fils après avoir réséqué un lambeau du kyste de 7 centimètres de long sur 2 1/2 de largeur.

Du côté gauche, quelques difficultés, car le foie recouvre ce bord. On se décide à passer des fils d'argent à travers *cette paroi hépato-kystique*, mais *des fils très rapprochés* et on résèque un bon morceau de foie de 8 centimètres de longueur et de 3 centimètres de largeur. L'hémorrhagie qui suit l'hépatotomie est très peu abondante, elle cesse au fur et à mesure qu'on serre davantage les fils d'argent.

La résection de ces lambeaux de kyste et du foie fait que la cavité a diminué considérablement de profondeur.

L'index introduit dans l'intérieur sent partout les parois, c'est une cavité plate. Sa surface interne est grisâtre, rugueuse feuilletée. Détritus ressemblant à du cuir bouilli. On la gratte légèrement avec une spatule très mousse ; mais pas au niveau de la partie inférieure qui est trop mince et pas du tout soutenue par du tissu hépatique.

Lavages complets avec eau boriquée chaude.

Le poids des vésicules dont le volume était très variable était de 300 grammes. Une seule était très grosse, comme un petit œuf. Il y en avait une multitude de petites comme de petites perles.

Après l'opération il restait une plaie ovalaire.

  Le diamètre vertical . . . . sept centim.
  Le diamètre transversal . . . . quatre »

Vingt-quatre fils d'argent dont deux aux angles de la plaie, points de fixation extrème. Deux fils de soie phéniquée furent appliqués pour faire l'hémostase complète du lambeau de foie sectionné qui faisait saillie et se mettait difficilement, en raison de son volume, en contact avec le bord gauche de la plaie abdominale.

Il n'y a eu dans cette opération que deux difficultés résultant de : 1° la friabilité du kyste qui empêchait de le saisir ; 2° la minceur du kyste à sa partie inférieure ou déclive. Quant à la section du foie, elle a été facile et inoffensive.

Le pansement a consisté dans l'introduction de 6 tubes en caoutchouc pour assurer le drainage, tubes gros comme le petit doigt et très mousses à leur extrémité afin de ne pas léser la paroi du kyste.

Autour de ces tubes introduits on enroulait de la gaze iodoformée (un paquet par pansement) et on recouvrait le tout par du coton hydrophile et de la ouate. Le tout était maintenu par un bandage de corps en flanelle.

Le pansement fut renouvelé tous les matins.

Le 31 mai, soir de l'opération, Température 37°,4.

Douleurs assez vives aussitôt le réveil.

Une injection de morphine calme tout. Champagne et bouillon glacé.

Urine seul. Pas de vomissements.

1er juin. T. 37°, va bien, a dormi toute la nuit.

Pansement peu mouillé. La cavité kystique est remplie à moitié de liquide noirâtre, odorant : c'est de la bile décomposée.

Lavages avec cinq litres de solution phéniquée à 1 pour 200 et tiède. Le liquide sort clair.

On ne laisse que deux tubes et le même pansement est fait. Le soir, 39°,2.

Le 2. T. 37°,6. Bon état de la plaie. Rétraction des parois kystiques. Diminution de la cavité.

Le malade a faim, nourriture légère.

Les fils d'argent de la suture étant très rapprochés, il s'est fait un froncement marqué des bords de la plaie surtout du côté gauche où les sutures sont plus serrées. On retire un point de suture pour rendre à ce bord un peu d'élasticité.

Pansement après lavage avec 6 litres d'eau boriquée.

Le soir, T., 38°,6.

Le 3. Pansement à peine sali. T. 37°,4.

Constipation opiniâtre. Lavement.

On retire 6 points de suture. L'adhérence paraît complète du kyste à la paroi.

T., le soir, 37°,2.

Le 4. On retire 12 points de suture. Il ne reste plus que les points de suture angulaire.

Le malade est très abattu, comme indifférent à tout ce qui l'entoure. Il n'a pas d'appétit.

Il tousse beaucoup. Nombreux râles de bronchite dans le poumon droit.

T., matin, 37°,

T., soir, 38°,4.

Le 5. Plaie très belle ; très peu de liquide, légèrement verdâtre.

La cavité diminue se rétrécit considérablement. Un seul tube peut entrer.

Malheureusement l'état général n'est pas satisfaisant. Fièvre. Toux. Point de côté droit. Langue sèche, Ne mange pas du tout et boit beaucoup.

T., m., 37°,8. T. le soir, 37°,6.

Le 6. On enlève les derniers fils. Plaie magnifique. Pas d'induration des bords de la plaie. La plaie hépatique est grisâtre, sorte d'eschare qui tend à se détacher.

Les parois du kyste se soulèvent et se cassent par place.

Fièvre, sueurs profuses. Etat adynamique très marqué.

Ne prend pas ses potions de Todd. T. 37°,8 et 38°, le soir.

Le 7. La paroi kystique se détache sur plusieurs points. Douleurs vives sous l'hypochondre droit. Délire. Langue sèche. Gros râles dans le poumon droit. Ne peut cracher.

N'a rien mangé depuis son opération. Dégoût complet de la nourriture. T., m., 38°,5. T., soir, 39°,1.

Le 8. Le pansement est rempli de bile jaunâtre. Cela tient au détachement plus complet de la paroi du kyste.

La température diminue, 38° le matin, 37° le soir.

Le 9. La plaie est toujours belle, la cavité de plus en plus étroite, la membrane germinative prête à sortir.

Cependant on n'exerce aucun tiraillement sur elle. Le malade est dans la prostration complète. Il ne mange ni ne boit, il est plongé dans un état comateux dont il ne sort que pour tousser.

Le ventre est souple, pas la moindre douleur. Pas d'irritation des bords de la plaie.

Point de côté qu'on réveille par la pression au niveau de la 8° côte droite. Pas de matité à la base de la poitrine. Rien que des râles très nombreux. Il ne peut cracher.

L'urine contient de l'albumine.

T. 37°,4. T., soir, 38°,2.

Le 10. Même état.

Le 11. Dans la nuit, il meurt ; quelques moments auparavant, il s'est produit une petite hémorrhagie dans la cavité du kyste. Perte de sang qu'on peut évaluer à 30 grammes.

Il est aisé de voir par la lecture de cette observation que notre malade est mort non pas de son opération dont les suites ont été de tout point satisfaisantes (adhésion rapide du kyste à la paroi abdominale, détachement rapide des feuillets du kyste) et nous ont convaincu de l'innocuité d'une semblable intervention chirurgicale.

C'était un terrain peu favorable, mais l'opération était la seule chance qui restait à faire courir à cet organisme fortement ébranlé par des maladies antérieures.

Nous ferons remarquer aussi que l'exsudation qui s'est produite dans l'intérieur du kyste a pu être de la sérosité tintée de bile ou de sang mais jamais du pus.

OBSERVATION II (INÉDITE).

Kyste hydatique du foie. Laparotomie. Guérison (1).

X..., 38 ans, célibataire, docteur en médecine.

Père goutteux, mort de néphrite à 59 ans. Mère bien por-

(1) Observation due à la bienveillance de M. le Dr BUDIN.

tante. Aucun autre antécédent de famille (cancer, tuberculose, etc.).

1869. Piqûre anatomique; adéno-phlegmon suppuré de l'aisselle gauche.

1871. Nouveau phlegmon suppuré de l'aisselle, à la suite du siège de Paris.

De 1875 à 1883, travail cérébral continu, publications scientifiques, voyages à l'étranger, concours, enseignement, etc..., mais, sauf un peu de dyspepsie, santé générale bonne.

1883. En janvier, fatigue très grande et chloro-anémie. Repos d'un mois dans le Midi de la France. En juin et juillet, malaise général de nature indéterminée ; dyspepsie plus marquée, pâleur, quelques douleurs légères à la région épigastrique. Le 7 août, pendant la nuit, en sleeping-car, accès d'étouffement très marqué. Le 10 août, après un voyage de douze jours en Bretagne et en Normandie, colique hépatique violente ; trois crises coup sur coup. On constate l'existence d'une tumeur qui occupe à peu près le siège de la vésicule biliaire, douleur assez vive au niveau de cette tumeur, léger état fébrile ; on croit à des phénomènes de péritonite limités autour de cette vésicule pendant quelques jours. Pas d'ictère. Après le rétablissement, on conseille un séjour de trois semaines à Evian. Retour à Paris à la fin de septembre. Vers le milieu d'octobre, un petit abcès froid ganglionnaire survient au niveau de l'aisselle ; ouverture, raclage, guérison lente. En novembre, état de chloro-anémie extrême ; en deux semaines, amaigrissement, pâleur excessive. L'appétit est cependant bon, les digestions sont régulières. Départ, le 1er décembre, pour le Midi de la France.

1884. En février, l'état général s'étant amélioré, des coliques hépatiques surviennent ainsi caractérisées : douleurs plus ou moins vives, quelquefois seulement sourdes ; elles durent une demi-heure, une heure ; quelquefois même plusieurs heures. Malaise général, parfois état nauséeux. Le lendemain des crises, on constate qu'il y a décoloration des matières ; la tumeur augmente de volume d'une façon très notable ; elle arrive à former une poche à travers les parois de laquelle on sent du liquide.

Après trois ou quatre jours, toute sensation de malaise général disparaît ; l'appétit revient, les matières sont très colorées, parfois même on dirait que du méconium pur est expulsé. La tumeur semble revenir sur elle-même ; ses parois sont plus épaisses, plus résistantes.

Ces coliques hépatiques reparaissent avec les mêmes caractères, toutes les deux ou trois semaines. Après un certain nombre de crises, la tumeur semble avoir diminué de volume.

Sans qu'il y ait jamais eu d'ictère à proprement parler, la teinte générale de la peau est un peu jaune. Quelques promenades en voiture, en charrette anglaise, déterminent des douleurs au niveau de la région épigastrique.

En présence de ces symptômes (coliques hépatiques, décoloration des matières, présence d'une tumeur qui occupe à peu près le siège de la vésicule) on croit à de la lithiase biliaire.

En juin (1884), envoyé à Carlsbad. Vers le 1er juillet, survient une colique hépatique vive qui dure environ 20 minutes.

Contrairement à ce qui se passait d'habitude, il n'y a pas, pendant les jours qui suivent, de malaise général bien accentué ; il n'y a pas de décoloration des matières. La tumeur, au lieu d'augmenter rapidement de volume, ne s'accroît que peu et très lentement. Mais un nouveau phénomène survient : une douleur sourde existe au-dessous du foie et au niveau du bord droit de la tumeur.

A la fin de juillet, après un séjour de cinq semaines à Carlsbad, très vivement conseillé par le médecin traitant dans cette ville, départ pour les montagnes des environs de Salzbourg.

Il existe un état d'anémie très profonde. La marche est très difficile, très pénible, il y a de l'essoufflement et une grande fatigue générale. On ne constate plus jamais de coliques hépatiques. Le volume de la tumeur reste stationnaire. Il se produit des douleurs, parfois même des élancements sourds, toujours au même point, au niveau de l'angle formé par le bord inférieur du foie et le bord droit de la tumeur.

Retour en France à la fin d'août. En septembre, l'état général paraît s'améliorer ; cependant quelques douleurs surviennent à la région épigastrique après plusieurs journées passées à la chasse.

En octobre, à la suite d'un voyage en chemin de fer, de Paris à Dijon, des douleurs apparaissent dans la nuit même qui suit ce voyage ; elles siègent au niveau du bord droit de la vésicule, sont généralement sourdes, mais par moment deviennent assez aiguës pour déterminer le réveil brusque et arracher un cri.

On se demande s'il n'y a pas un peu de péritonite chronique. Ces douleurs persistent avec des intermittences jusqu'en novembre. La marche devient difficile et détermine des douleurs épigastriques au bout de quelque temps de station debout.

Le 13 novembre, le malade devait quitter Paris pour le Midi, des douleurs surviennent, vers le milieu de la journée, au niveau des scalènes du côté droit. On pense à l'existence d'un rhumatisme musculaire léger. Le voyage de Paris à Beaulieu, près de Nice, est fait en restant allongé dans un fauteuil-salon.

Le 14, les douleurs au niveau du cou persistent. Le 15, elles s'aggravent ; dans la soirée, elles deviennent atroces. La respiration déjà pénible s'accélère, on compte 56 à 60 respirations par minute, les moindres mouvements du diaphragme sont affreusement douloureux, le faciès est très altéré, l'état général est grave ; cependant il n'y a ni nausées, ni vomissements ; le pouls est ralenti et tombe à 50 et à 46 pulsations par minute, la température reste à peu près normale. Pendant quatre jours, les douleurs sont incessantes ; les injections de morphine les atténuent à peine durant une heure.

On peut distinguer plusieurs poussées successives ; toutes semblent avoir le même point de départ au niveau du bord droit de la tumeur et du bord inférieur du foie. La première poussée s'étend vers la convexité du foie ; une autre descend vers l'ombilic ; une autre gagne la fosse iliaque droite ; une troisième se dirige en arrière vers la région lombaire droite. Les médecins appelés croient à l'existence d'une péritonite aiguë.

Comme traitement, on fait des pointes de feu avec le thermocautère Paquelin, en suivant la direction même de chaque poussée. Le 21 novembre, les phénomènes aigus se calment, les douleurs diminuent. Il y eut pendant les jours suivants, un amaigrissement rapide et considérable.

1er décembre. Nouvelle poussée qu'on croit être une poussée de péritonite diaphragmatique, analogue à la précédente, mais beaucoup moins grave.

Vers le 20 décembre, le malade peut quitter le lit.

Pendant les mois de janvier et de février, des douleurs ont persisté, et au niveau du foie et au niveau de la région lombaire droite. Il y a aussi des irradiations du côté du cou à droite.

A la fin de janvier, deux ou trois petits déplacements en chemin de fer ont lieu, mais les douleurs devenant plus vives, il a fallu se résigner à garder la chambre ou se contenter de s'asseoir dans le jardin, au soleil, pendant quelque temps.

Le 4 mars, sans cause bien évidente, apparaissent de nouveaux accidents analogues aux précédents. Depuis la veille, une douleur plus vive était survenue, toujours au niveau du bord inférieur du foie et du bord droit de la vésicule biliaire. De ce point partaient des irradiations, surtout sur la convexité du lobe droit du foie et une douleur persistante et fort pénible existait dans l'épaule et dans le cou, du côté droit.

Pendant cette poussée, le pouls qui était d'abord à 60 s'éleva à 80 et 88; la température ne dépassa pas 37°,4 et la respiration 26 à 28.

Le 10 mars, les phénomènes s'étaient amendés, sauf la douleur qui persistait dans l'épaule; le pouls était, d'une façon à peu près constante, descendu à 50. La température axillaire ne dépassait pas 36°,5 et 36°,6; il y avait 16 à 18 respirations par minute. L'amélioration continuait, il n'avait pas cependant encore été possible de quitter le lit, lorsque, le 24 mars, eut lieu une nouvelle poussée qui s'étendait sur la convexité du lobe droit du foie.

Les douleurs s'atténuèrent insensiblement ; au bout de huit jours l'appétit revint et, le 6 avril, il était possible de se mettre pendant quelques heures sur une chaise longue.

Le 11 avril, nouvelle poussée, partant toujours du même point et s'étendant sur la convexité du foie. Le 12, le 13, le 14, le pouls oscille entre 72 et 80, la température entre 37° et 37°,6. Il y a de l'inappétence, de l'affaiblissement, une sorte d'état subfébrile. Le 18, le pouls était descendu à 60 et la température à 37° environ.

Après quelques jours, durant lesquels l'état était assez bon, une nouvelle poussée survint encore le 24 avril. Les douleurs, qui avaient toujours le même point d'origine, s'étendirent vers la fosse iliaque droite, le flanc droit et la région lombaire droite ; le pouls s'éleva à 70 et 75 et la température oscilla entre 37° et 37°,6. Inappétence, langue chargée, état subfébrile, application de 80 petites pointes de feu. Les douleurs diminuent assez rapidement, mais tandis que la température continue à osciller entre 37° le matin et 37°,6 le soir, le pouls descend régulièrement à 68, 64 et 60, chiffre qu'il atteint le 29 avril.

Dans les derniers mois, deux symptômes nouveaux se sont ajoutés aux précédents : une constipation opiniâtre nécessitant l'emploi du sel de Carlsbad, et des pertes abondantes de sang par l'anus au moment des garde-robes. Il est très difficile, même en prenant de grandes précautions, d'éviter ces écoulements sanguins.

Etat au 29 avril 1885. Etat général : amaigrissement considérable, surtout du côté des membres inférieurs. Affaiblissement progressif ; il est impossible de quitter le lit. Toute la peau a une teinte jaune analogue à celle du gilet de flanelle, mais un peu plus jaune encore. Pendant les derniers mois, il y a eu un développement inattendu et très notable du système pileux de toute la surface du corps. Le pouls oscille entre 60 et 66, la température axillaire entre 37° et 37°,5. Tous les jours, entre 3 heures et 6 heures 1/2 du soir, il existe un malaise indéfinissable. Il y a de la céphalalgie, des vertiges, des battements des artères et un état tel qu'il est impossible de parler, de lire, de dormir, de penser. Rien n'est atrocement pénible comme cette situation qui ne permet de trouver l'oubli ni dans la lecture ni dans le travail.

Appétit presque nul, garde-robes régulières, grâce à l'emploi du sel de Carlsbad, et maintenant toujours très colorées par la bile. Urines normales.

Des douleurs persistent au niveau du cou et au niveau de la région lombaire droite.

Sommeil assez bon dans l'intervalle des crises, quoiqu'il y ait beaucoup de rêvasseries et de cauchemars. La situation sur le dos est absolument imposée ; dès qu'on essaie de se coucher sur le côté droit, et surtout sur le côté gauche, des tiraillements douloureux apparaissent au niveau du bord droit de la tumeur.

Inspection de l'abdomen. Très légère saillie faite par la tumeur au-dessous de l'épigastre et à droite.

Palpation. — Aucune douleur, quand on appuie dans l'hypochondre droit ou même au niveau de la tumeur. On ne détermine qu'un peu de sensibilité profonde quand le doigt déprime la paroi au niveau de l'angle formé par le bord inférieur du foie et le bord droit de la tumeur.

Percussion. — La matité du foie part en haut de la cinquième et de la sixième côte, elle dépasse de deux travers de doigt le bord inférieur de la cage thoracique.

On constate à la palpation et à la percussion l'existence d'une tumeur ovoïde qui, du bord inférieur du foie, s'étend obliquement de haut en bas et de droite à gauche ; elle passe entre l'appendice xyphoïde et l'ombilic débordant la ligne blanche de un centimètre et demi environ. Dans sa plus grande longueur, elle mesure huit centimètres et demi, et le plus grand diamètre transverse est à peu près de cinq centimètres et demi.

Bien des opinions avaient été formulées pendant cette longue période de souffrances, d'août 1883 à avril 1885. On avait d'abord généralement pensé à des coliques hépatiques dues à la lithiase biliaire. Un professeur de la Faculté de médecine de Paris s'était demandé au début s'il ne s'agissait pas d'un kyste hydatique du foie, mais les symptômes en faveur de la lithiase biliaire étaient tels alors, que cette idée avait été abandonnée.

A la fin d'avril 1885, le malade, voyant ses forces diminuer rapidement, demanda la laparotomie. Etant donné l'incertitude qui existait à propos du diagnostic, il était opposé à une ponction exploratrice, car, à la suite de cette ponction, de la bile ou du pus s'écoulant dans la cavité péritonéale pouvaient provoquer une péritonite mortelle. Il préférait une incision exploratrice qui permettrait d'abord de faire nettement le diagnostic et d'intervenir utilement s'il était possible.

Lawson Tait avait écrit dans son livre : Dans tous les cas de maladie de l'abdomen ou du bassin, dans lesquels la santé est détruite ou la vie menacée, et dans lesquels l'état du malade n'est évidemment pas dû à une affection maligne, il faut faire une exploration de la cavité abdominale. C'est à lui que le malade s'adressa.

L'opération fut faite le 7 mai 1885. Lawson Tait arriva le 7 mai, à 8 h. 1/2 du matin, à Beaulieu, et après avoir examiné la tumeur ainsi que J. Taylor, son assistant, il déclara qu'elle n'était pas formée par la vésicule biliaire. L'opération fut commencée à 11 heures. Une incision ayant été faite à la paroi abdominale, on trouva la vésicule saine ; il y avait une tumeur du lobe gauche du foie. Elle fut ponctionnée, un jet de liquide clair s'échappa : il s'agissait d'un kyste hydatique. Incision du foie ; les parois du kyste sont enlevées. Réunion des lèvres de la plaie hépatique à la paroi abdominale. Sutures superficielles de la paroi abdominale. Un gros tube à drainage est mis dans la cavité du foie.

Examen de la tumeur fait par le professeur Cornil.

Pendant la nuit qui suivit l'opération, vers dix heures et demie du soir, il survint des douleurs violentes au niveau de la partie latérale droite du cou et de la région lombaire droite; en même temps, il existait une dyspnée excessive, la respiration était fréquente, haletante, une véritable asphyxie envahissait le malade; une injection de morphine calma ces accidents de suffocation; une seconde injection fut faite à quatre heures du matin.

Le surlendemain, pendant la journée du 9 mai, la dépression fut grande, il y eut des sueurs froides, des mouvements carphologiques, la langue était sèche et râpeuse. A quatre heures du soir, on donna deux cuillerées de champagne; à cinq heures, deux cuillerées de bouillon, à six heures, deux nouvelles cuillerées de champagne, etc. Les forces revinrent peu à peu et la guérison ne fut plus interrompue. Le 11 et le 12 mai, les sutures superficielles furent enlevées; vers le 25 mai, on enleva les sutures profondes.

Malgré la guérison, des difficultés pour la marche persistèrent, des douleurs au niveau de la région lombaire et du côté du cou, ainsi que de la dyspnée. On constata ultérieurement qu'il existait une pleurésie du côté droit et la matité était telle que, pendant plusieurs mois, on se demanda s'il n'existait pas un nouveau kyste hydatique du foie. Après un nouveau séjour dans le Midi, la guérison survint : elle était définitive en mai 1886.

Observation III

Observation due à MM. L. Landouzy et Paul Segond (1) (*résumée*).

Kyste hydatique de la face convexe du foie traité et guéri par l'ouverture large avec excision partielle de ses parois.

Le 28 juillet 1885, entre à la clinique chirurgicale de la Cha-
rité un jeune pâtissier de 15 ans (Jules Br.), pour se faire
traiter de ce qu'il appelle un gonflement douloureux siégeant
au niveau du foie, et accompagné de dyspnée. Pas de maladies
antérieures. Constitution chétive. Son mal remonte à trois ans
environ, époque à laquelle il éprouva des douleurs passagères
au foie. Il lui semblait que « cette partie du corps enflait tous
les jours » à ce point, qu'il dut relâcher vite ses vêtements.

Trois semaines avant son entrée, il aurait craché à plusieurs
reprises « des grains de raisin sucés ».

L'oppression qui revenait à chaque effort l'avait déterminé à
venir à l'hôpital.

On pensa naturellement, bien qu'on n'ait pas vu ces grains
de raisin, à un kyste hydatique du foie ayant communiqué avec
les bronches.

Le bord antérieur du foie était sensible à la palpation, à deux
travers de doigt au-dessous de l'ombilic. Au delà de cette
région, les sensations étaient moins nettes. Toute la zone sus-
ombilicale était mate d'un flanc à l'autre. Au-dessous du rebord
des fausses côtes droites, voussure énorme, convexe en tous
sens, et nettement fluctuante. Frottements péritonéaux faciles
à percevoir à la main. Pas de frémissement hydatique.

(1) Je dois des remerciements tout particuliers à MM. Landouzy et
Segond, mes maîtres dans les hôpitaux, pour l'obligeance qu'ils ont
mise à me fournir cette observation tout à fait intéressante.

Rien à l'auscultation du cœur, ni du poumon. État général bon. Le diagnostic de kyste hydatique était probable.

On allait faire une ponction, quand, dans la nuit du 10 au 11 août, il survient un accès de suffocation suivi d'une vomique et d'une éruption d'urticaire sur le thorax et l'abdomen.

Le 11 au matin, la poche intra-hépatique était affaissée. (Les matières vomies ont été jetées par mégarde, mais, au dire du malade, il y avait encore des grains de raisin aplatis.) Le poumon droit était plein de râles muqueux fins et moyens.

La fièvre, vive à ce moment, retomba à 37° le 14 août et remonta à 40° le 20. A cette date, la tumeur s'est reproduite. L'état général est grave. La température locale au niveau de la tumeur est très élevée.

Il fallait agir. On opte pour l'incision large.

Opération le 28 août. — Chloroformisation. Précautions antiseptiques d'usage. Incisions de 15 à 20 centimètres parallèles au rebord des fausses côtes droites et à deux travers de doigt au-dessous. Après hémostase complète, section du péritoine parié-tal dans toute l'étendue de la plaie. Pas d'adhérences. Le péritoine viscéral est un peu dépoli. La membrane kystique partout recouverte de tissu hépatique n'est apparente en aucun point, mais la résistance spéciale de la face antérieure du foie nous fait espérer que la poche n'est pas loin.

Ponction aspiratrice qui donne issue à une palette de sérosité louche. Cette évacuation permet de plisser la face antérieure du foie et de la fixer avec une pince. Cette fixation était d'autant plus utile que le foie était mobile et suivait les mouvements respiratoires. Deux fils sont passés aux deux extrémités de la plaie et perpendiculairement à son grand axe pour fixer le foie contre la paroi abdominale. Ouverture large du kyste. On n'arrive dans son intérieur qu'après avoir sectionné une couche hépatique de 1 cent. à 1 cent. 1/2. L'hémostase se fait par la compression. Il sort un liquide séro-purulent et des vésicules hydatiques en grande abondance. Le liquide qui s'écoule en dernier lieu n'est pas purulent et renferme beaucoup de bile.

Ayant constaté que les parties déclives du kyste descendent au-dessous du niveau de la plaie abdominale et forment un cul-de-sac favorable à la stagnation des liquides, on attire au dehors les parois kystiques et le tissu hépatique qui les recouvre, puis on en résèque une quantité égale à l'étendue des deux mains.

Pour terminer l'opération on suture les lèvres de l'incision hépatique à la plaie abdominale par une couronne de sutures assez rapprochées.

Après la suture, on fait des lavages phéniqués et on applique quatre gros drains longs de 15 centimètres. Pansement avec gaze iodoformée, ouate hydrophile et bandage de corps.

Il ne fut pas possible de découvrir l'orifice de communication avec les voies respiratoires.

Les suites furent fort simples jusqu'au 27 septembre. Il n'y eut qu'une chose à signaler, c'est l'écoulement abondant de bile qui imprégnait tous les jours le pansement.

A cette époque (27 septembre) le malade contracte un érysipèle. En même temps, apparaissaient une congestion pulmonaire de la base droite et une broncho-pneumonie pseudo-lobaire des 2/3 inférieurs du poumon gauche. Ces complications cessèrent le 18 octobre.

A partir de ce moment, tout alla bien et le jeune malade put être considéré comme guéri, malgré un trajet fistuleux mesurant trois centimètres de profondeur. Il quitta l'hôpital.

La fistule mal pansée n'était pas cicatrisée le 20 février 1886.

Mais il y avait un facteur important de cette difficulté de cicatrisation. A la suite de l'érysipèle, s'était formé un petit abcès au-dessus de la plaie abdominale, le cartilage sous-jacent avait été mis à nu et il s'était fait une adhérence entre le rebord costal et les téguments. Les tiraillements qui en résultaient étaient cause de la non-fermeture de la plaie. Actuellement on peut en effet sentir chez le malade un cordon dur allant du cartilage costal au fond de la cicatrice froncée de la fistule.

Observation IV (Dr Von Puky).

(Tirée des Archives de Langenbeck, T. XXXI.)

Kyste hydatique hépatique et kyste hydatique péritonéal, double laparotomie. Incisions larges. Guérison.

Cornélie Schul..., 33 ans, veuve, couturière. — Père mort d'une maladie de foie. Mère et cinq frères bien portants.

Dans sa quatrième année, lupus érythémateux de la face.

Réglée à 13 ans, toujours exactement jusqu'en mai 1883. Depuis ne voit plus ses règles.

Il y a 10 ans, elle accouche d'un enfant qui se porte bien encore.

Il y a 6 ou 7 ans, a souffert de fortes coliques, perte d'appétit, mais pas de vomissements. — Comme elle habitait un pays marécageux, on rattacha ces symptômes à l'infection paludéenne, mais l'interrogatoire complet de la malade ne confirma pas cette opinion. Ces malaises disparurent après six mois.

A ce moment, la malade constata dans son hypochondre droit une tumeur irrégulière de la grosseur d'un œuf, douloureuse à la pression.

Pas de signes d'inflammation. La tumeur grossissait progressivement était particulièrement douloureuse dans la station assise. Jamais d'ictère.

En juin 1883, elle vit grossir fort son ventre et toujours sans phénomènes fébriles.

Le 28 août 1883, à son entrée à l'hôpital, l'abdomen est très développé.

Sa circonférence, au niveau de l'appendice xyphoïde, mesure 86 centimètres.

Sa circonférence au-dessous de l'appendice xyphoïde mesure 111 cent.

Distance du nombril à l'appendice xyphoïde, 32 centimètres.

Distance du nombril au bord supérieur du pubis, 36 cent.

Les veines superficielles sont dilatées, les parois tendues, et à la partie inférieure de l'abdomen, la fluctuation manifeste.

Sur le rebord costal gauche s'élève une tumeur à parois lisses, mais de consistance plus ferme que le reste de la paroi, élastique, s'étendant jusqu'à la partie inférieure du ventre et très saillante. Sa limite inférieure se trouve sur la ligne médiane, à 17 centimètres de l'appendice xyphoïde ; son bord droit échappe à la palpation entre la ligne parasternale et la ligne mamillaire. Son bord gauche va jusqu'aux muscles des lombes.

Dans l'inspiration profonde, la tumeur s'abaisse. Elle est sensible à la pression.

(Suivent alors des détails très développés sur la percussion de ces tumeurs.)

L'auscultation des poumons dénote une respiration rude. Gros râles aux deux bases. Rien dans les vaisseaux du cou ni au cœur.

L'utérus est élevé ; le ligament large, droit, paraît raccourci et accru de consistance.

L'urine contient un peu de pus et d'albumine.

Marche de la maladie. — Le 4 septembre, la malade pèse 65 kilogrammes.

Le 6, l'albumine est plus abondante dans l'urine.

Le 29, ponction de la tumeur du foie avec l'appareil de Dieulafoy.

On obtient 1300 centimètres cubes de liquide, d'abord clair comme de l'eau, puis à la fin trouble et contenant quelques flocons (grains de millet), liquide de densité 1020, faiblement acide avec un peu d'albumine.

Le 21 octobre, ponction de l'abdomen (Dieulafoy). Il sort à peine un demi-litre d'un liquide trouble, sans odeur, et dans lequel le microscope montre quelques cellules de pus, des gouttelettes graisseuses et des cristaux de cholestérine.

Le 27, deuxième ponction de l'échinocoque du foie, qui donne 940 centimètres cubes d'un liquide faiblement alcalin, de densité 1022, de couleur verdâtre sale et par le repos donnant un dépôt abondant gris sale.

L'analyse chimique y révèle du pus, de l'albumine, du chlorure de sodium, pas de sucre.

Pas de crochets.

Le diagnostic de tumeur ayant son siège dans le foie fut porté avec assurance par le professeur Koranyi et quant à sa nature, elle fut jugée d'origine hydatique malgré l'absence de crochets.

De toutes façons, l'opération était indiquée, même dans le cas où la tumeur abdominale proviendrait d'une péritonite suppurée. Le professeur Lumniezer fut d'avis d'opérer d'abord la tumeur du ventre puis la tumeur hépatique.

Première opération. — L'ouverture du kyste abdominal fut faite, le 28 octobre 1883, par le Dr Von Puky, en présence des professeurs Koranyi et Lumniezer et avec le bienveillant concours des Drs Elischer, Stern, Nagy, Udransky.

Anesthésie au chlorure de méthyle. Sur la ligne blanche, entre l'ombilic et la symphyse du pubis, on fait une incision de 12 centimètres. Adhérence complète du kyste à la paroi. Petite incision du kyste au bistouri, par laquelle on voit quelques vésicules hydatiques. Sans agrandir d'abord cette ouverture de trois centimètres, dans le but d'éviter l'évacuation trop brusque du liquide, on laissa d'abord écouler une notable partie du contenu, puis le kyste fut ouvert tout le long de la plaie abdominale. Il en sortit une masse de vésicules de toutes grosseurs. Les assistants en comptèrent un peu plus de 5,500. Deux vésicules volumineuses furent rendues, grosses comme un œuf d'oie; puis une autre vésicule grosse comme le poing et calcifiée.

La main droite, introduite, put pénétrer beaucoup plus loin sous l'hypochondre gauche qu'à droite, et rencontrer des excroissances irrégulières.

De là on pouvait, par la combinaison de la palpation abdominale et de la palpation intérieure de cette poche, sentir la fluctuation dans le kyste hépatique.

On sentait aussi le fond de l'utérus de cette façon.

Évacuation complète. Lavage à l'acide phénique à 3 0/0 au moyen d'éponges. Excision partielle du kyste avec les ciseaux et suture à la peau avec trente points de suture.

Déjà à ce moment, la paroi postérieure du kyste était poussée en avant et il restait une cavité aplatie dans laquelle on plaça des drains de 14 centimètres de long.

A côté de ces drains, on enfonça dans le kyste 3 grandes bandes chiffonnées de gaze trempée dans la solution phéniquée à 3 0/0.

Sur la surface de la plaie restée béante et sur l'orifice des drains, gaze phéniquée chiffonnée, puis une cuirasse de gaze phéniquée de 8 feuillets, garnie tout autour avec la gaze salicylée à 4 0/0 et par-dessus le tout, bandage de flanelle fixé en position par des bandes de flanelle passant à la fois autour des cuisses et des épaules.

La pulvérisation phéniquée, d'abord employée, avait été cessée, dès qu'on avait vu l'adhérence complète du kyste aux parois.

État de collapsus de la malade. Injections d'éther et cognac, draps chauds.

Marche de la température. — La veille de l'opération, M. 38°,5, soir, 39°.2. Le jour de l'opération, 36°,2, le soir, 37°,8, le lendemain, M. 38°,3, le soir, 37°,8. Urine phéniquée, le 3ᵉ jour (30 octobre) M. 37°,6, le soir, 37°,6.

Premier pansement. Au lieu de la gaze phéniquée, on emploie la ouate de bois trempée dans une solution de chlorure de zinc à 1 0/0.

Depuis, pansement quotidien en alternant, un jour, gaze phéniquée, le lendemain, chlorure de zinc.

Dans les quatre à sept jours suivants, la température oscilla entre 38° et 39°. Ce mouvement fébrile était moins attribuable au kyste de l'abdomen qu'à la suppuration du kyste du foie.

On résolut donc la seconde opération.

La seconde opération fut faite, une semaine après la première, en présence du professeur Koranyi. Deux incisions furent faites.

Convaincu que le kyste s'étendait largement sous l'hypochondre droit, je fis, comme Landau le recommande, une incision, à deux doigts des fausses côtes droites, et parallèlement au rebord des fausses côtes, incision de 8 centimètres environ.

Arrivé sur le péritoine, je ne manquai pas de faire une ponction exploratrice et alors la canule poussée obliquement de droite à gauche ne laissait rien sortir. Je fermai l'incision, je réunis la plaie péritonéale aux muscles de la paroi avec le catgut n° 2, tandis que les bords de la peau étaient suturés avec de la soie de Czerny. Dans l'angle inférieur de la plaie, drain de 3 centim.

La deuxième incision fut faite, partant de la ligne médiane au-dessous de l'appendice xyphoïde, dans la partie la plus saillante de la tumeur, de gauche à droite et en dehors, longue de 8 centimètres environ. Section de la peau, des muscles et du péritoine. Comme le kyste avait été vidé 9 jours auparavant, il n'était pas besoin d'une aspiration complète. Cependant on fit une ponction exploratrice dans la partie la plus saillante du kyste. Convaincu qu'aucune portion de tissu hépatique ne se trouvait devant le kyste, j'entrepris la suture de Max-Muller, qui consiste dans la suture des parois du kyste avec le péritoine et la peau.

Dans ce but, j'introduisis aux deux angles de la plaie deux fils passés profondément dans l'épaisseur du kyste. Ils m'aidèrent à attirer le kyste et le faire saillir.

Puis je fis au moyen de fils rapprochés la suture du péritoine et de la peau. Après avoir serré ces ligatures je laissai un des chefs du fil à suture sans le sectionner.

Enfilant alors dans une aiguille courbe chacun de ces fils je les passai à travers le kyste en longeant les bords de la plaie cutanéo-péritonéale et je les fis ressortir pour les lier avec le chef, laissé long, du fil sus-jacent.

De cette façon, des 16 points de suture primitifs il n'en restait plus que 8, et la cavité péritonéale fut fermée aussi hermétiquement que possible.

Alors seulement la paroi du kyste fut incisée parallèlement aux bords de la plaie.

Le liquide qui sortit était purulent, légèrement odorant, contenant en suspension quelques vésicules filles, les unes intactes, les autres rompues. En outre, il y avait une vésicule énorme, grosse comme un œuf d'autruche, à parois calcaires, et à la face interne du kyste on voyait des végétations du volume d'un grain de millet jusqu'à celui d'un pois.

La cavité fut lavée avec une solution de thymol; le drainage assuré par un tube sans trous de 12 centimètres, et un tube long de 8 centimètres avec trous.

Le spray fut suspendu après la suture du kyste.

Pour que, pendant l'opération, la plaie du kyste abdominal opéré 8 jours auparavant ne fût pas salie, on étendit par dessus une couche de gutta-percha laminée dont les bords furent fixés avec du collodion.

Sur les trois plaies, on laissa un pansement phéniqué mettant seulement le protective sur la plaie exploratrice dans l'espoir d'une cicatrisation par première intention.

Une ceinture de flanelle maintint le tout.

La malade fut replacée dans son lit. Réaction très faible. Pas de douleurs. J'attribuais ce résultat heureux à l'emploi du chlorure de méthyle. A la levée du pansement, le lendemain (5 novembre) la gaze était recouverte d'une notable quantité de débris kystiques.

Comme la malade ne souffrait de rien, on retira le drain de la plaie située sous le rebord des fausses côtes et après 9 jours, la réunion était complète.

Marche de la température. — La fièvre cessa le jour de la seconde opération.

Le soir, la température était 37°,3. Le lendemain matin, T. 37°,2. Le soir, T. 37°,1.

Le pansement fut retiré tous les matins et fait alternativement avec de l'acide phénique et du *chlorure de zinc.*

Le kyste du foie donna, par la pression du premier jour jusqu'à la fin de la troisième semaine, des restes de vésicules filles rompues et odorantes. Le kyste se retrécit tellement vite que, six semaines après, les drains furent enlevés.

Les fils de soie de la suture de Max-Muller furent retirés après dix semaines, et la plaie devenue superficielle, sur le même plan que la paroi abdominale, fut cicatrisée en quelques jours avec de l'iodoforme.

Le kyste abdominal, quoique ouvert une semaine plus tôt, se guérit plus tard.

La sécrétion prit six semaines après un caractère odorant que quelques injections à l'acide phénique à 3 0/0 guérirent vite.

Treize semaines après l'opération, la guérison était définitive.

Ce kyste devait, dit Puky, venir du tissu cellulaire périrénal puisqu'on n'a pas rencontré de péritoine en l'opérant.

D'ailleurs, Simon a plusieurs fois attiré l'attention sur cette origine périrénale de certains kystes hydatiques.

OBSERVATION V (Dr POULET)

Kyste hydatique de la face antérieure du foie. Laparotomie et ouverture du kyste en un seul temps. Excision d'une portion de la poche. Guérison (1).

F.., 32 ans, garde républicain, entré à l'hôpital du Val-de-Grâce, le 23 novembre 1885, dans le service de M. Vaillard. Cet homme, doué d'une constitution robuste, commença à éprouver

(1) *Revue de Chirurgie,* juin 1886,

de la gêne pour boutonner sa tunique ; il y a trois mois, il remarqua, au niveau des fausses côtes droites, la présence d'un gonflement que l'application des révulsifs ne fit pas disparaître.

A son entrée, on constate une voussure arrondie de l'hypochondre droit, très prononcée, qui soulève les fausses côte et la paroi abdominale entre le thorax et l'ombilic ; le demi-périmètre accusait, pour ce côté, une augmentation de deux centimètres. A la palpation, on ne trouve ni bosselures, ni prolongements reliant la tumeur à d'autres organes que le foie avec lequel elle fait corps et dont elle suit les mouvements. On constate de la résistance sans fluctuation véritable. La pression n'est pas douloureuse et F... n'a jamais souffert de cette affection. Dès que le malade tousse, ou se tient debout, la saillie devient plus apparente. La percussion indique une augmentation de la matité hépatique dans le sens vertical.

M. Vaillard fut naturellement amené à soupçonner l'existence d'un kyste hydatique du foie, et c'est pour confirmer ce diagnostic que M. Poulet pratiqua, le 27 novembre, une ponction exploratrice avec l'aiguille la plus fine de l'appareil Dieulafoy. En retirant le trocart, il s'échappe par la canule un jet d'un liquide incolore limpide ; on en recueille 20 grammes environ et on retire la canule avec les précautions ordinaires.

Le malade avait éprouvé une douleur assez vive au moment de la ponction ; aussitôt après il ressent une certaine pesanteur d'estomac et au bout de dix minutes une éruption généralisée d'urticaire se produit. Elle dura jusqu'au lendemain matin. Pendant toute la journée du 27, la fièvre fut intense et F... eut des vomissements, à une heure, à neuf heures du soir et à cinq heures du matin le 28 novembre. Il accusait des souffrances vives dans toute la région de l'hypochondre droit et dans l'abdomen. Le soir la température était de 39°,8.

Le 28 au matin, temp. 38°,7 ; la douleur dans l'hypochondre persiste ; léger météorisme ; quelques selles diarrhéiques, malgré l'administration d'une potion opiacée. Diète, bouillon, cataplasmes. Soir, temp. 39°,5. L'urticaire a disparu.

Le 29, les symptômes généraux commencent à s'amender, mais la région du foie reste douloureuse. Temp. matin, 38°,4, soir, 39°.

Le 30, la fièvre diminue, le ventre devient moins sensible ; les jours suivants, la tumeur paraît plus volumineuse. Le 4 décembre, on reconnut un point pleurétique à la base du poumon droit et un léger épanchement qui céda promptement à un traitement révulsif.

En présence de l'intolérance du péritoine pour les ponctions, M. Poulet pratiqua, le 11 décembre 1885, l'incision du kyste et l'évacuation en un seul temps par la laparotomie. L'opération fut pratiquée, à neuf heures du matin, avec le concours de MM. Chauvel, Robert, Chavasse, Vaillard.

Après anesthésie et les soins antiseptiques, on pratique une incision de 0,10 centim. parallèle au rebord des fausses côtes droites et passant par le point culminant de la tumeur. Les muscles et les aponévroses furent sectionnés et l'hémostase assurée par les pinces à forcipressure. Le péritoine mis à nu paraît légèrement congestionné ; on l'incise à l'aide de ciseaux dans toute la hauteur de la plaie. Il fut alors facile d'apercevoir le kyste sans adhérence à la paroi et qui monte et descend à chaque mouvement respiratoire. Les bords du péritoine pariétal sont suturés à la peau par quelques points de catgut.

A l'aide d'un trocart de l'appareil Potain, on ponctionne le kyste et l'on aspire une partie de son contenu, environ trois quarts de litre, le liquide est resté limpide comme à la première ponction. A mesure que la distension de la partie diminue, la paroi est attirée au dehors à l'aide de pinces de Museux, deux crins de Florence sont passés à travers les parois abdominales et celles du kyste, perpendiculairement au grand axe de la plaie et près des angles de celle-ci. Ils sont destinés à fixer la poche à la paroi. On put ainsi ouvrir le kyste, vider une partie de son contenu sans crainte de l'épanchement du liquide dans le péritoine garanti par des éponges.

En cousant progressivement une partie de la paroi antérieure épaisse d'un demi-centimètre, on sutura les bords du kyste aux lèvres de la plaie avec du crin de Florence deux, gros tubes à drainage furent placés dans la cavité qui pouvait contenir deux litres environ. Pas d'injections. Pansement à la gaze iodoformée et au coton.

L'opération a été bien supportée ; on prescrit trois injections de chlorhydrate de morphine à 0 gr. 01 toutes les vingt-quatre heures, et de la glace à l'intérieur.

Le soir, un léger bouillon n'est pas toléré par l'estomac ; les nausées reparurent à neuf heures du soir et à minuit.

Pas de fièvre. Temp. 37°,5 ; pouls 90.

Le 13 décembre, temp. matin, 37°,6. Le malade a un peu dormi. On continue une seule injection de morphine de 0gr.01. A partir de ce jour jusqu'à sa guérison, l'opéré n'a plus donné un seul instant d'inquiétude ; la température n'a jamais atteint 37°,8.

Le 14, on trouve dans le pansement une assez grande quantité de liquide roussâtre, mêlé à des débris d'hydatides. L'écoulement roussâtre persiste assez abondant les jours suivants, mais sans odeur. Injections phéniquées au centième. Pansement à l'iodoforme ; on alimente le malade et les tubes sont raccourcis. Le 7, un des tubes est enlevé.

Le 20, le malade se lève et le 22, on ôte les sutures. La réunion du kyste à la paroi est complète.

Le 24, la poche du kyste se présente d'elle-même, et on la retire facilement dans sa totalité avec des pinces. A partir de ce jour, la suppuration s'établit franchement, mais sans odeur. Lavages antiseptiques tous les deux jours.

A partir du 1er janvier 1886, la guérison fait de notables progrès et, le 6 janvier, l'unique drain qui restait est définitivement enlevé.

Cependant la plaie resta fistuleuse et la guérison ne fut complète qu'au 1er février, cinquante jours environ après l'opération.

F..., quitte alors l'hôpital notablement engraissé. Il lui reste une cicatrice un peu déprimée qui surmonte un petit gonflement dû à la saillie du muscle grand droit sectionné. Nous avons revu notre opéré en mai 1886 ; il n'y a pas de récidive ; l'état général est excellent, mais la paroi abdominale, plus faible proémine un peu au niveau de la cicatrice. Cette saillie parfaitement sonore disparaît par une légère compression.

OBSERVATION VI

(Tirée du *Medical Times* (1) et traduite par l'auteur).

Deux cas d'hépatotomie par Knowsley Thornton, chirurgien de l'hôpital Samaritain.

M. G., âgée de 22 ans, mariée depuis 12 mois, se présente avec un aspect cachectique et un développement considérable du côté droit de l'abdomen.

Tumeur liquide, fluctuante, allant jusqu'à l'ombilic à gauche, et en bas, jusqu'au pubis. — Ascite considérable. — Depuis *l'âge de 11 ans*, elle a senti cette tumeur de l'hypochondre droit. Jamais de douleurs vives ; un peu de gêne pour la marche et pour se baisser.

Six mois après son mariage, développement énorme du kyste.

Cinq ponctions lui furent faites par le Dr Warner ; la quatrième donna du pus, ainsi que la cinquième.

L'état général de la malade ne me laissa aucun doute sur la suppuration avec phénomène de résorption putride, tout cela imputable aux ponctions.

L'opération fut faite le 20 décembre 1882. Large incision de cinq pouces, au-dessus et à droite de l'ombilic. Incision oblique. Adhérences nombreuses du kyste avec l'intestin. Il s'écoula d'abord du liquide de l'abdomen.

(1) Medical Times, 1883.

Puis, après avoir entouré le kyste d'éponges phéniquées, il fut ouvert. Pus fétide, d'une odeur forte et désagréable. Vésicules ratatinées, mortes.

Un autre kyste situé en arrière put être senti et fut ouvert dans le premier. Il renfermait aussi du pus.

Les parois furent suturées avec soin à la plaie abdominale et après un lavage complet des 2 kystes, on badigeonna leur intérieur avec de la teinture d'iode. Deux larges et longs tubes en caoutchouc assurèrent le drainage. Les lavages furent refaits par les tubes.

Cependant, dans la journée, le malade vomit, le pouls monta, la température atteignit 101° Fahrenheit. Morte de septicémie 32 heures après l'opération.

Voilà certainement une malade qui a été victime des ponctions, et ce qu'il y a d'étonnant, c'est que la quatrième ponction ayant donné du pus, on ait encore attendu plus longtemps pour lui faire une opération radicale dont son organisme trop débilité ne pouvait plus bénéficier.

La seconde observation de Knowsley Thornton eut un résultat plus heureux :

OBSERVATION VII

Kyste hydatique du foie. Incision d'abord exploratrice puis curatrice. Suture du sac et suture complète de la plaie abdominale sans drainage.

Femme de 41 ans.

La tumeur a débuté à l'âge de 22. Accroissement progressif, lent, sans douleur.

Depuis six mois, elle a atteint un volume énorme et elle est devenue très gênante. Sa tumeur augmenterait, dit-elle, au moment de ses règles.

Tumeur considérable, mate, peu fluctuante, continuant le foie et descendant jusqu'au pubis.

État général bon. On pensa à un kyste de l'ovaire et un autre diagnostic de fibrome cystique de l'utérus fut également mis en avant.

Dans le doute, *on décida une laparotomie exploratrice.*

Large incision médiane qui découvrit une tumeur rougeâtre que nous pensâmes d'abord être l'utérus.

Passant la main dans le bassin, on sentit un petit utérus étroitement adhérent par son fond à la partie inférieure du kyste et en explorant plus complètement, je sentis ce que je crus être l'ovaire droit, enfoui dans le segment inférieur droit de la tumeur.

L'exploration, en haut de l'abdomen, sépara des adhérences vasculaires avec la paroi, et je ne pus sentir de ligne de démarcation entre le foie et cette tumeur.

Une ponction donna issue à un liquide clair, aqueux, mêlé de flocons et de membranes blanchâtres. J'agrandis l'ouverture quand le kyste fut vide de liquide et je passai ma main dans le kyste que je trouvai rempli de ces mêmes débris blanchâtres membraneux.

Le diagnostic de kyste hydatique était acquis, mais de quel organe émanait-il ? Quand il fut vidé et rétracté, le corps que j'avais senti dans la fosse iliaque droite et pris pour l'ovaire vint à ma vue et je vis que c'était la vésicule du fiel.

Les petites portions de tissu hépatique entièrement isolées se voyaient sur la paroi du kyste. Je nettoyai sérieusement la cavité kystique épongeant partout les parois en partie calci- fiées.

Aucun liquide ne passa dans le péritoine grâce à l'introduction d'éponges et aux soins des aides.

Comme le kyste était très adhérent à l'utérus et aux intestins

je me décidai à ne pas en tenter l'ablation de peur d'hémorrhagie;
je suturai l'ouverture du kyste à la paroi abdominale et après
avoir séché soigneusement le sac je *fermai le tout* sans
drainage aucun. La plaie abdominale était suturée comme après
l'ovariotomie.

C'était un essai, mais il me semblait qu'une fois bien évacué
le sac ne sécréterait plus, car il n'était pas suppuré et en admettant qu'il se fasse une petite effusion de sérosité dans la cavité
du kyste, elle se résorberait grâce à la rétraction de celui-ci.

Il y avait à peu près trois livres d'hydatides qui variaient du
volume du pois à celui d'une belle orange.

La malade fut très faible les trois premiers jours, et je ne pus
m'empêcher de penser qu'il se faisait dans le sac quelque hémorrhagie. Un peu de digitale ramena le calme.

Le *onzième jour* le pansement est enlevé. Plaie cicatrisée.
Convalescence plus longue qu'après une ovariotomie ordinaire.

Après trois semaines, la malade se levait et six jours après
partait à la campagne en convalescence.

La malade revue six mois après, se portait très bien.

Knowsley Thornton fait suivre ses deux observations
des réflexions suivantes : « *Dans le premier cas*, il y avait
plusieurs kystes dont quelques-uns paraissent être restés
stationnaires ou même avoir été guéris par l'aspiration,
mais, comme cela arrive trop fréquemment, la suppuration et la putréfaction se montrèrent comme conséquences
des ponctions multipliées et quand elle vint me trouver
elle faisait déjà de la septicémie et l'opération fut une
tentative désespérée pour la sauver. J'espérais qu'avec
les précautions prises pour éviter l'entrée des matériaux
putrides dans le péritoine, la désinfection complète à la
teinture d'iode, et un drainage bien assuré, elle pourrait
être sauvée, mais elle ne se remonta pas, et les symptômes

de septicémie ne firent que s'accentuer par l'absorption nouvelle résultant de l'opération.

Dans le second cas, le kyste était unique et semblait avoir détruit si complètement le foie qu'on s'étonnait que la patiente pût vivre, et pourtant son état général était bon, et ce n'est que quand elle fut gênée pour son travail qu'elle consulta : Elle vint à moi, *n'ayant pas subi de traitement préalable*, elle était dans de bonnes conditions ; je pus faire une opération aseptique, et démontrer, ce que j'espérais à peine, à savoir qu'une *grande cavité de cette espèce, à condition de n'être pas suppurée, allait entièrement se rétracter et disparaître sans aucune espèce de drainage*, après un nettoyage complet et sans qu'il restât rien qui pût amener une sécrétion nouvelle.

Il fallut simplement évacuer entièrement les hydatides et le faire de façon à éviter l'accès de toute cause de putréfaction ; en quelques semaines la tumeur avait disparu sans que sa rétraction ait apporté le moindre trouble dans les fonctions du foie si longtemps surdistendu.

Il semble probable que le sang qui ne manqua pas de tomber dans la cavité kystique, les premières heures après l'opération, se coagula et aida à l'oblitération de la cavité.

La méthode de Lister, sans les embarras et les dangers du drainage, sauva une vie utile, donnant ainsi une belle démonstration de ce que peut faire l'organisme simplement garanti contre les injures extérieures. »

Observation VIII (Inédite).

Due à la bienveillance de M. Monod, et rédigée sur les notes de son interne M. Bouisson (*résumée*).

Kyste hydatique du foie. Ponction suivie d'accidents graves. Laparotomie. Guérison.

Joséphine M..., 49 ans, entre le 8 octobre 1886 à l'hôpital d'Ivry. A toujours vécu entourée de chiens ; elle en a cinq chez elle actuellement.

Début de sa maladie, il y a 4 ans ; elle aurait eu subitement un grand frisson avec envies de vomir, puis fièvre durant huit jours. Se rétablit, mais garda des vomissements fréquents ; son ventre se mit à grossir à ce moment et augmenta progressivement jusqu'en octobre 1885.

Depuis, ictère très prononcé, et signes fréquents de dyspnée

A son entrée. — Aspect cachectique, teinte ictérique accusée. Oppression vive, inappétence, macilence considérable. L'aspect du ventre est celui d'un kyste ovarien au premier coup d'œil. Mais il existe une voussure manifeste des côtes droites. La tumeur va du foie jusqu'à 5 centimètres du pubis. Le flanc gauche est vide. Pas de frémissement hydatique. Congestion pulmonaire aux deux bases.

Une ponction *est faite dans l'idée de confirmer* le diagnostic *et non comme moyen de traitement ; le volume de la tumeur, sa date ancienne, l'affaiblissement de la malade ne permettant pas de croire qu'un pareil kyste soit justiciable d'une ponction ou même de plusieurs.*

Faite le 9 octobre 1886 ; il sort un liquide louche ; 3 litres. Un quart d'heure après la ponction, violent frisson, sueurs profuses, état syncopal. La température s'élève à 39°,2. Douleurs violentes dans l'abdomen. Dans la journée vomissements du lait et du vin ingérés. Diarrhée liquide. Faciès péritonitique. Pouls petit, misérable.

La fièvre oscille autour de 39° pendant cinq jours.

La laparotomie est alors décidée.

Opération le 15 octobre 1886. — Incision sur la ligne médiane 7 centimètres au-dessus et 7 au-dessous de l'ombilic, c'est-à-dire sur la partie la plus saillante de la tumeur.

Après hémostase complète, ouverture du péritoine pariétal. Le kyste apparaît bombé et saillant.

On le ponctionne, puis on le saisit avec une pince à kyste et on le sectionne en garantissant la cavité péritonéale au moyen d'éponges.

D'ailleurs, sur les côtés de la tumeur des adhérences, solides déjà, protégeaient le péritoine. Par un point non adhérent, il pénètre un peu de liquide dans la séreuse, une éponge montée est introduite et nettoie le péritoine.

Les adhérences ne permettant pas l'excision, treize fils de suture en collerette assurent la fixation du kyste à la plaie abdominale.

Lavages abondants avec 13 litres d'eau bouillie. On assure le drainage par quatre gros tubes fixés à la peau par un fil d'argent fin. Pansement iodoformé.

Les suites sont très simples et c'est chose remarquable de voir combien mieux la malade supporte cette intervention que la simple ponction qui a mis ses jours en danger.

Quatre jours après la malade est méconnaissable. L'appétit est revenu; l'ictère a disparu presque en entier.

On ne fit aucun lavage consécutif. La cavité diminue très rapidement. La malade se leva dès le 28 octobre et aujourd'hui, 10 novembre, il ne reste plus qu'un trajet fistuleux de 10 centimètres, que remplit seul un des drains qu'on a depuis longtemps retirés.

OBSERVATION IX

Kyste hydatique du foie. Incision en deux temps.

Küster (*Berliner Klinische Wochenscrifft*), présente à la Société de médecine de Berlin, le 10 décembre 1879, un cas de guérison de kyste hydatique du foie après opération.

Il a trait à une jeune fille de 9 ans qui était venue à l'hôpital d'Augusta depuis le mois de septembre 1879.

Je pratique, dit Küster, l'incision de Volkmann, l'incision en deux temps.

20 septembre. Première incision courbe suivant le trajet des côtes droites. Découverte du péritoine. Application de morceaux de gaze antiseptique dans la plaie. Après quatre jours il y avait soudure des deux feuillets du péritoine pas encore ouvert, mais la plaie parut si prête à se cicatriser qu'on dut écarter la soudure avec les doigts et qu'on dut remettre un nouveau tampon de gaze phéniquée.

Dix jours après, quand le foie ne fit plus de mouvements contraires à la cicatrisation, la capsule du kyste fut coupée et il en sortit un flot de liquide clair et une partie de la membrane germinative. En essayant avec les doigts de retirer le reste des membranes, on trouva un second kyste situé au-dessous du premier; on en profita pour l'ouvrir.

Dans la plaie extraordinairement profonde, je mis un drain long. La suite ne fut troublée que par un certain degré d'intoxication phéniquée qui disparut après l'abandon du pansement phéniqué et l'administration d'acide salicylique.

29 novembre. La plaie bourgeonnait très bien et peu de jours après la plaie se ferma.

L'état général s'est amélioré depuis ce temps.

Observation X

(Observation de Chauvel, *résumée) (1).*

Kyste hydatique du foie suppuré. Incision en deux temps d'après la
méthode de Volkmann. Guérison.

Homme, 25 ans, porteur d'une grosse tumeur hydatique du
foie, entre au Val-de-Grâce dans le cours de l'année 1880. Première ponction faite au mois d'octobre 1880 ; elle donne issue à
de la sérosité contenant des échinocoques.

Reproduction rapide du liquide mais cette fois c'est du pus
qu'on en retire.

Le 9 décembre 1881, M. Chauvel fait au-dessous des fausses
côtes, sur la partie la plus saillante de la tumeur une incision
de 5 à 6 centimètres avec le thermocautère, comprenant toute
l'épaisseur de la paroi abdominale jusqu'au péritoine. On emploie pour le pansement toutes les précautions antiseptiques,
On place de la gaze phéniquée entre les lèvres de la plaie pour
les empêcher de se réunir.

Quatre ou cinq jours après, M. Chauvel fit plusieurs ponctions
exploratrices par la plaie et n'obtint du pus que par deux
ponctions faites à la partie supérieure en remontant derrière les
fausses côtes

Le 26 janvier. Ouverture au bistouri de la paroi du kyste. Il
s'écoule deux litres de pus. Drainage. Injections phéniquées au
cinquantième. Le malade eut très peu de fièvre et le tube qui
pénétrait à une profondeur de 18 centimètres n'a plus après
huit jours que 9 centimètres. M. Chauvel croit qu'il ne faut
pas ouvrir directement ces collections avant d'avoir cherché à
quelle profondeur est le pus.

(1) *Société de chirurgie,* 1881.

Il fait ressortir l'avantage du thermocautère qui permet les adhérences en opérant en deux fois.

Il a cherché à suturer les parois du kyste aux lèvres de la plaie, mais elles étaient trop friables. La guérison s'est effectuée rapidement.

Observation XI

(*Observation de* M. Richelot, *résumée*).

Kyste hydatique du foie. Adhérences presque totales. Incision en un temps. Guérison (1).

Homme de 46 ans, entre à l'hôpital Bichat le 3 juillet 1885. Une ponction pratiquée le 29 juillet donne un liquide puriforme.

27 août. Le liquide s'étant reproduit, M. Richelot pratique l'opération suivante :

Incision abdominale sur la ligne médiane de 10 centimètres, descendant à 3 centimètres au-dessous de l'ombilic permettant d'arriver sur le kyste.

Décollement de quelques adhérences. Ayant reconnu que ces adhérences étaient générales ou peu s'en faut, M. Richelot se décida à ouvrir le kyste et à en faire l'évacuation totale, à suturer ce qu'il en restait aux parois de l'abdomen.

Cela fait, les injections au sublimé furent poussées dans cette cavité largement ouverte. Des débris de vésicules et de membranes hydatiques sortirent de cette façon.

Sept semaines après, c'est-à-dire le 16 octobre, il n'y avait plus trace de kyste, la cicatrice abdominale s'était fermée.

Le malade sort guéri le 21 octobre 1885.

C'était en somme, comme opération, une véritable ovario-tomie incomplète.

(1) *Société de chirurgie*, 25 novembre 1885.

Observation XII

(Observation de M. Lucas-Championnière, *résumée.)*

Cas de kystes du foie pédiculisés. Extirpation totale. Guérison (1).

Jeune fille. Tumeur dans le flanc droit, ayant tous les caractères d'une tumeur du rein, d'un volume assez considérable. La tumeur s'était développée rapidement sans presque beaucoup de douleurs ni de troubles du côté des urines.

Dans le doute au sujet du diagnostic, M. Championnière pensa que le plus sage était d'ouvrir l'abdomen sur la ligne médiane, d'explorer la tumeur ainsi que le rein gauche et suivant les circonstances d'extirper cette tumeur par la paroi antérieure ou par une ouverture faite en arrière.

La laparotomie ne l'éclaira pas d'abord sur le siège de la tumeur adhérente à toute sa périphérie. Le rein était tout petit. Après des recherches prolongées, il constata avec M. Terrier que le rein droit existait refoulé au loin vers le foie.

On procède à la dissection de cette tumeur rattachée au bord antérieur du foie par un pédicule large de deux travers de doigt. Cette dissection fut très laborieuse ; l'épiploon était adhérent à toute la surface et la tumeur avait poussé au prolongement qui traversait le mésentère dans lequel un gros trou resta béant. Une anse intestinale était intimement attachée à la paroi qu'il fallut sculpter sur elle pendant un parcours de 15 centimètres.

En somme la tumeur est un kyste hydatique rattaché au bord antérieur du foie. Il contenait une multitude de petites hydatides.

(1) *Société de chirurgie,* 22 juillet 1885.

Certains points du voisinage de la paroi avaient suppuré.

La paroi était d'une épaisseur extrême sauf quelques points très adhérents aux parties voisines ce qui rendait la dissection très laborieuse.

L'insertion était au voisinage de la vésicule biliaire. Le foie reçut plusieurs points de suture perdus. La malade guérit rapidement. Elle se levait au bout de trois semaines.

OBSERVATION XIII

(Observation de M. Ch. Moxon, résumée.)

Kyste hydatique non adhérent. Hépatotomie. Guérison.

G. Br..., jeune fille, 18 ans, portant un gros kyste du foie déjà ponctionné plusieurs fois, dont le début remonte à plusieurs années. La tumeur s'était développée à la face inférieure du foie.

Il fallut, en effet, pour arriver sur le kyste traverser une faible couche de tissu hépatique aminci. Il faisait cependant à l'épigastre une saillie visible et sensible qui invitait pour ainsi dire à l'incision.

L'opération fut pratiquée le 12 novembre 1885, avec l'aide de MM. Schwartz et Terrillon, et fut d'une grande simplicité. La poche kystique ayant été mise à nu par une incision abdominale longue de 8 centimètres, une ponction faite avec le plus gros trocart de Potain permit de retirer un litre et demi de liquide clair. Aucune adhérence ne reliait la paroi abdominale à celui-ci. Le kyste saisi avec des pinces et un peu attiré en dehors, fut ouvert largement et l'on put retirer par cette voie une douzaine de vésicules filles, puis la membrane germinative tout entière. On put alors apprécier la profondeur, à laquelle plongeait la cavité kystique et sa contenance. Si l'on tient compte du liquide renfermé dans les vésicules, elle peut être évaluée à deux litres au minimum. Quand on se fut assuré par une exploration directe avec les doigts que toutes les parties solides étaient évacuées, on procéda au pansement définitif. Les bords de l'ouverture furent solidement fixés par des points de suture multipliés aux bords de la plaie abdominale. La cavité fut touchée sur toute sa face interne avec une solution de chlorure de zinc au dixième, puis comblée avec de la gaze iodoformée chiffonnée en tampon.

Ce premier pansement put être laissé en place pendant quatre jours; après quoi il fut remplacé par deux gros drains qui permirent un lavage quotidien. Ce lavage exact ne fut complètement réalisé qu'au bout de quelques jours quand on eut installé un appareil à siphon. A partir de ce moment, la température tomba à la normale et s'y est maintenue depuis lors. Pas un seul instant, on n'eut des craintes à concevoir sur l'issue favorable de l'opération.

La cavité se combla vite. Il ne reste plus qu'une fistulette lente à se cicatriser, après deux mois. La malade sort le 2 mai avec cette fistule qui se ferme *tout à fait* le 2 juin 1886 (1).

(1) Société de chirurgie, 2 décembre 1885, et d'après des renseignements personnels de l'auteur.

MANUEL OPÉRATOIRE

Nous prendrons comme type de description le kyste hydatique du foie qu'on rencontre le plus souvent, celui qui, né de la face antérieure, de la face inférieure ou du bord inférieur de cet organe s'est porté en avant et dont la saillie manifeste au niveau de la paroi antérieure de l'abdomen invite à la laparotomie.

Soins préparatoires. — Le malade doit être placé dans une chambre isolée, grande et disposée de façon à ce que la ventilation puisse se faire de la fenêtre à la cheminée sans que le courant traverse le lit du malade. La température doit être douce.

Pour préparer le malade en vue du changement qui va se produire dans ses fonctions intestinales, son alimentation doit être limitée à une soupe et à une très petite quantité de pain pendant les quarante-huit heures qui précèdent l'opération, et dans la matinée du jour qui la précède on donnera au malade une petite dose d'huile de ricin.

On doit lui faire prendre un grand bain.

Incision abdominale. — Le malade est placé sur une table étroite et endormi. La paroi abdominale est soigneusement lavée au savon puis au sublimé dans toute l'étendue du champ opératoire.

L'incision abdominale peut se faire en divers points. Tantôt pratiquée sur la ligne blanche, elle est alors l'analogue de l'incision faite pour les kystes ovariques ; tantôt parallèle à la ligne médiane, mais située plus à droite ; d'autres fois elle peut être oblique et se faire soit le long du rebord des fausses côtes ou dans une direction tout à fait autre, c'est-à-dire partant de l'hypochondre droit et se dirigeant vers l'ombilic.

On se basera pour le choix de l'incision sur le point où le kyste semblera le plus abordable et le plus en rapport avec la paroi abdominale, c'est-à-dire sur la partie la plus saillante de la tumeur.

L'incision doit être faite de préférence le plus haut possible même lorsque le foie, très développé par la présence d'un ou de plusieurs kystes, descend très bas dans le ventre, car il est à remarquer que le kyste vidé de son contenu se retire avec le foie sous le diaphragme pendant les mouvements inspiratoires, que d'autre part le kyste reste adhérent à la cicatrice abdominale, d'où il suit qu'une incision placée trop bas expose le foie à des tiraillements continuels et la cicatrice également.

C'est ce qui s'est produit dans un cas de Segond ; la cicatrice irritée par les mouvements successifs de montée et de descente du foie s'enflamma ; l'inflammation se propagea à la fausse côte voisine et il se fit une fistule. Tout se guérit par la résection du cartilage costal.

L'incision se fait couche par couche et d'habitude sa longueur n'a pas besoin de dépasser 8 à 10 centimètres. L'hémostase doit être faite avec le plus grand soin avant d'ouvrir le péritoine pariétal. Celui-ci est incisé avec des ciseaux sur le doigt.

Aspect du kyste. — Quand des adhérences inflammatoires ont uni le kyste à la paroi, la tumeur se trouve ouverte du premier coup. C'est alors une simple incision d'abcès. Mais nous ne parlons pas ici de ces cas spéciaux.

Le kyste hydatique se présente alors à la vue, et, si une ponction faite depuis peu (ce qu'il faut éviter) ne l'a pas vidé, son volume et la tension intra-kystique font qu'il cherche à sortir au dehors.

Le plus souvent il est très mobile, et participe des mouvements du foie.

C'est à ce moment qu'il faut de la part du chirurgien beaucoup de tact. Avant d'aller plus loin, il doit, passant sa main dans l'abdomen, s'assurer de l'étendue du kyste, de ses adhérences pour aussi faibles qu'elles soient et de la présence ou non de kystes voisins.

Le kyste offre le plus souvent un aspect blanc, jaunâtre quelquefois nacré ; parfois aussi sa couleur est violacée, rougeâtre. Le guide le plus important est fourni par la recherche de la fluctuation qui se perçoit malgré l'épaisseur quelquefois extrême de la poche.

Faut-il, comme Lindermann l'enseignait, suturer le péritoine pariétal à la peau ? L'utilité de cette pratique ne me parait pas très évidente.

Ponction du kyste. — Si l'on ouvrait immédiatement le kyste, le contenu s'échapperait dans le péritoine et c'est ce qu'il importe avant tout d'empêcher.

Une ponction faite avec un trocart fin aspirateur permet d'évacuer le contenu liquide du kyste. Une éponge fine entourant le trocart absorbe la moindre goutte qui sortirait entre la canule et la plaie de pénétration.

Pour prévenir cet inconvénient Lawson Tait a fait

construire un trocart spécial. Il a sur les autres l'avantage de posséder fixées sur lui et parallèlement placées deux tiges terminées par des griffes et fixées par un ressort au manche du trocart. Dès que celui-ci est introduit dans le kyste les tiges s'appliquent sur la paroi externe et la font remonter le long du trocart au fur et à mesure de l'évacuation du liquide, empêchant ainsi l'écoulement de quelques gouttes dans le péritoine (1).

De quelque façon qu'il se vide, le kyste s'affaisse, aussitôt, on le saisit avec une forte pince pour l'attirer davantage au dehors. Puis on retire la canule et on ferme momentanément la plaie du trocart avec une pince à forcipressure ordinaire.

Fixation du kyste. — Deux aides armés d'éponges plates et larges dépriment les lèvres de la plaie abdominale et vont rester à cette place jusqu'à ce que l'évacuation du kyste soit parachevée.

Aux angles supérieur et inférieur de la plaie il importe maintenant de placer deux fils ou deux broches solides pour immobiliser le kyste. Le mieux est de se servir d'une grosse aiguille tubulée, de traverser successivement avec elle la lèvre gauche de la plaie abdominale, le kyste au niveau de son angle supérieur et la lèvre droite de la plaie pariétale, puis de faire passer un gros fil d'argent qui sera serré fortement.

Le point de fixation supérieur est placé. Le kyste est immobilisé en haut. On procède de la même façon pour l'angle inférieur de la plaie.

(1) On trouvera sa description dans le Traité des maladies des Ovaires de Lawson Tait.

Ouverture du kyste. — Cela fait, on sectionne d'un bout à l'autre de la plaie et parallèlement à elle la tumeur attirée toujours au dehors par la grosse pince à kyste.

Les bords du kyste étant maintenus ectropionnés par les éponges, les vésicules hydatiques et le résidu liquide sortent alors facilement au dehors.

Résection de la poche. — L'idéal serait de pouvoir transformer cette cavité plus ou moins profonde en une surface plate accolée à la paroi abdominale sur le même plan et sans diverticule. Donc il faut réséquer le plus possible, mais toutefois avec prudence pour ne pas ouvrir une communication entre le cavité kystique et la cavité péritonéale. La résection se fait avec des ciseaux et quand bien même il y aurait une lamelle hépatique à couper, il ne faudrait pas hésiter, l'hémostase se pratiquant sur le foie avec facilité (1).

Les parois de ces tumeurs kystiques sont bien différentes non seulement comme aspect mais aussi comme épaisseur et comme solidité. Il résulte de là quelques indications.

Il faut éviter quand on fait la résection d'une portion de paroi, de couper une de ces plaques friables cartilagineuses ou calcaires, car le fil à suture couperait fatalement ce bord quand on voudrait l'affronter avec la plaie de l'abdomen. Il en résulterait une pénétration de liquide dans le péritoine. Il en va de même, quand le kyste est très mince par endroits.

Pour éviter ces inconvénients il suffit dans ces cas de

______
(1) Voir le chapitre de l'Hépatotomie.

friabilité de la paroi de faire traverser, lors de la fixation du kyste, le tissu hépatique circonvoisin, par les fils à suture.

Suture. — Les opérateurs se sont servis pour faire la suture tantôt de catgut, tantôt de soie, tantôt de crin de Florence ou de fil d'argent.

Le catgut est vanté surtout par Lindemann ; il est commode en ce sens qu'on n'a pas besoin de s'occuper des points de suture qui se résorbent. Les sutures au catgut ne font pas obstacle à la formation des adhérences puisque, d'après sa propre expérience, Volkmann affirme que sous un pansement antiseptique il se fait des adhérences entre le kyste et la paroi en l'espace de huit jours, et ce temps n'est pas suffisant pour faire résorber de gros catguts.

La soie cuite de Czerny et le crin de Florence ont à peu près la même valeur. Le fil d'argent est surtout commode quand on prend du tissu hépatique dans la suture.

En somme, pour la suture, l'opérateur se guidera sur ses préférences personnelles.

On peut faire une suture à points séparés, une suture en surjet. Max Muller a préconisé une variété de suture que nous avons décrite dans l'observation de Puky.

Les points de suture doivent être très rapprochés.

Lavages. — Il reste dès lors une plaie ovalaire donnant accès dans une cavité bien fermée du côté du péritoine.

Des lavages doivent y être faits soit avec de l'eau tiède soit avec de l'eau boriquée, ou très légèrement phéniquée.

Le mieux est d'installer un siphon qu'on fait aller tant

qu'il reste quelques membranes kystiques et tant que le liquide ne coule pas clair.

Il ne faut pas gratter le kyste comme certains opérateurs l'ont fait, avec des cuillers : on pourrait faire céder les parois qui n'ont pas partout la même épaisseur.

Quand l'écoulement du contenu est total il est inutile de faire des lavages.

Pansement. — Après la suture et le lavage terminés, on assure le drainage de la cavité au moyen de 2 ou 3 gros tubes de caoutchouc du volume du petit doigt. Le pansement peut suffire à les maintenir en place, on peut, si l'on veut, les fixer par un fil **aux** bords de la plaie comme on fait après la taille hypogastrique. Pour assurer l'évacuation ultérieure des sécrétions kystiques, il est bon de faire changer le malade de position dans le lit.

Le pansement n'a pas besoin ici de toute la rigueur de la méthode listérienne. Le professeur Trendelenburg, fait un simple pansement ouvert.

Il suffira de recouvrir la plaie de quelques morceaux de gaze iodoformée, chiffonnée et placée entre les tubes à drainage qui émergent de la cavité. On placera par-dessus un gros tampon de ouate hydrophile qu'on maintiendra avec des bandes de diachylon longues et croisées sur la plaie. On mettra ensuite un plastron d'ouate et enfin un bandage de corps en flanelle serré solidement.

Le pansement devra être changé une ou deux fois par jour suivant la quantité du liquide qui s'écoule du kyste.

Il est inutile de faire des lavages au moment des pansements ultérieurs. Il suffit d'étancher la cavité avec une pince munie de ouate hydrophile.

B.   7

Les sutures doivent être retirées en moyenne vers le 10e jour.

Odeur fécaloïde du contenu. — Il arrive très souvent qu'à la levée du premier pansement le liquide écoulé ait jauni la gaze et la ouate. De plus, il s'exhale de la plaie une odeur nettement fécaloïde.

La teinte jaune ne peut être rapportée à autre chose qu'à la bile qui, quelquefois, remplit entièrement la cavité kystique. Mais l'odeur, d'où vient-elle? Les expériences s'accordent à la rattacher à la décomposition de la bile.

« Si, dit Valentin, on dessèche le précipité de la bile
« humaine en décomposition, on obtient un corps brun
« qui, au moment où on y ajoute de l'eau, répand l'odeur
« d'excréments humains de la manière la plus pronon-
« cée. Agit-on sur la bile de bœuf, on obtient une
« matière verdâtre qui exhale l'odeur bien connue de
« la bouse de vache. »

M. Verneuil a remarqué ce fait après la ponction d'un kyste hydatique. Le liquide était tellement fétide qu'il crut à une fistule intestinale. L'examen histologique du liquide fait par Nepveu montra les éléments de la bile dans le liquide et l'autopsie ne fit pas voir de fistule intestinale (1).

Suites de l'opération. — Dès le 3e jour, et même à la fin du deuxième, l'adhérence entre le kyste et la paroi abdominale est déjà chose faite.

A cette époque aussi, ce qui frappe c'est la rétraction de la poche qui diminue de volume d'une façon très notable.

(1) Terrier. Société de chirurgie, 1886.

Dans notre observation personnelle, nous avons été saisis de la rapidité avec laquelle la cavité s'amoindrissait. La membrane interne ou maternelle se parchemine et se casse par endroits, laissant voir au-dessous d'elle des bourgeons rouges jaunâtres. C'est le travail de cicatrisation qui commence.

Landau prétend qu'il faut qu'il y ait une suppuration lente, décollant la paroi mère du kyste. Il se fait alors au-dessous un tissu de granulations qui comble bientôt la cavité du kyste.

Küster a remarqué que la suppuration n'était pas obligatoire et que sous un pansement antiseptique il n'y avait pas de pus. Puky, dans l'observation que nous rapportons, ne mentionne pas la présence du pus. La sécrétion, fut extraordinairement minime 10 à 20 gr. tous les matins. Cette sécrétion n'a eu que pendant un jour une odeur forte. La guérison s'est faite sans suppuration. Pour nous, le cas que nous avons observé attentivement nous range à l'avis de Küster. Sous le pansement aseptique que nous faisions tous les matins nous n'avons jamais vu de pus. Non seulement la membrane maternelle du kyste s'est détachée par lambeaux sans montrer du pus sous-jacent; mais aussi les eschares du tissu hépatique lui-même sont tombées, ne laissant au-dessous d'elles que des granulations rougeâtres sans traces de suppuration.

Donc la cicatrisation se fait par bourgeonnement; de toute la surface de la cavité poussent des bourgeons qui se développent fort peu aux dépens des cellules hépatiques, mais surtout aux dépens du tissu conjonctif intercellulaire. Les parties molles se rétractent, les bords de la plaie cutanée se dépriment ; en un mot, tout tend à combler la cavité.

La guérison met en moyenne six semaines à se produire. Ce qui la retarde, c'est ordinairement une période fistuleuse qu'on pourrait abréger en empêchant la formation d'épiderme sur les bourgeons qui avoisinent la cicatrice cutanée. D'ailleurs, pendant ce temps, le malade peut se lever, se promener et vaquer à ses occupations.

MODIFICATIONS DU MANUEL OPÉRATOIRE

Il arrive quelquefois qu'après l'ouverture du ventre, on tombe sur un kyste rattaché au foie par un pédicule. Ce cas se présente surtout dans les kystes volumineux. Leur poids les a entraînés vers les parties déclives de l'abdomen en les étirant. Si l'on a la bonne fortune de tomber sur un kyste de ce genre, on serre le pédicule entre deux pinces analogues à celles de Péan pour l'hystérectomie vaginale et on sectionne. On enlève la tumeur comme un kyste de l'ovaire. Le pédicule est rentré dans le ventre. M. Terrier en a extrait un de cette façon, M. Lucas-Championnière également.

Dans le cas de kystes *suppurés*, il y a presque toujours des adhérences péritonéales qui font qu'en ouvrant l'abdomen on ouvre aussi le kyste. La laparotomie n'est alors qu'une simple ouverture d'abcès.

La méthode de Landau a ce grand avantage de permettre au chirurgien de conduire son intervention en modifiant au besoin son plan primitif suivant les indications qu'il peut rencontrer en route.

Les kystes du foie ne sont pas tous, tant s'en faut, aussi faciles à atteindre que ceux que nous avons pris comme exemple. Il en est dont la situation sous-diaphragmatique, ou intra-hépatique, nécessite un manuel opératoire différent. Nous allons les étudier :

KYSTES DE LA FACE SUPÉRIEURE DU FOIE

Jusqu'ici on considérait les kystes postéro-supérieurs comme inattaquables par les procédés de large section. Dans ces derniers temps, Israël et Genzmer ont prouvé qu'ils n'étaient pas, même dans ces conditions désavantageuses, au-dessus des ressources de l'art.

Israël, de Berlin, dans un cas de kyste postérieur, accomplit l'opération en trois actes.

Dans un premier temps, sur la ligne axillaire antérieure, il résèque un fragment de deux centimètres de la sixième côte et ouvre la plèvre, il bourre la plaie de gaze chiffonnée iodoformée, et par-dessus, place un pansement de Lister.

Dans un second temps (une semaine plus tard), quand il put espérer l'adhésion des deux feuillets de la plèvre, il passa au deuxième temps qui consista dans l'ouverture de la cavité péritonéale à travers le diaphragme. Ici encore la plaie fut obturée par un pansement de Lister.

Enfin, troisième temps, neuf jours plus tard, avec l'espoir d'adhérences entre le diaphragme et le foie, on fit l'ouverture du kyste qui se trouvait saillant entre les lèvres de la plaie diaphragmatique. L'évacuation de la poche se fit assez bien et on plaça dans sa cavité un drain d'argent de la grosseur du doigt.

Genzmer, de Halle, dans un cas analogue, fit l'ouverture du kyste en une seule séance. Aidé par Volkmann, il fit de larges résections costales, puis écartant les bords de la plaie, il vit la cavité pleurale soulevée par la tumeur hépatique. Comptant sur des adhérences entre le diaphragme et le kyste dont on sentait nettement la fluctuation, et ne craignant pas la pénétration du liquide kystique dans la cavité de la plèvre, facile à désinfecter par des lavages soigneux, il ouvrit largement le kyste. Drainage de la plèvre et du kyste et lavages à l'acide salicylique.

Je n'ai pas trouvé dans les journaux allemands le résultat de ces deux tentatives hardies.

Bülau, de Hambourg (1), employa en 1885 le procédé de Genzmer. Son malade souffrait depuis deux mois de douleurs violentes dans le côté droit. Une ponction faite au niveau du foie fit faire le diagnostic de kyste hydatique. Quelques jours après, on constata, dans la plèvre correspondante, la présence d'un liquide clair renfermant des crochets. Le kyste s'était ouvert dans la plèvre. On réséqua la 10e et la 11e côte sur une grande étendue, on mit un drain dans la plèvre, et la cavité du kyste ouverte, sous les yeux, fut bourrée de gaze au sublimé.

(1) Centralblatt für Chirurgie, 1885.

Le malade mourut de phénomènes diarrhéiques avec ténesme. L'autopsie fit voir deux kystes, le premier ouvert dans la plèvre, le second ouvert dans le canal hépatique.

Malgré l'insuccès de ce cas, qui n'est pas imputable entièrement à l'opération, on ne peut que trouver rationnelle l'intervention du chirurgien de Hambourg. Un liquide dont les propriétés sont aseptiques, suivant Kirmisson (1), septiques, suivant Mourson et Schlagdenhauffen (2), avait fait irruption dans la plèvre. Il fallait l'évacuer; une ponction était insuffisante pour offrir une issue complète au contenu de la cavité pleurale et de la cavité kystique. Une ouverture large était nécessaire.

Le plus souvent d'ailleurs, ces kystes hydatiques sousjacents au diaphragme, déterminent du côté de la plèvre des phénomènes irritatifs amenant volontiers des adhérences dont la présence pourrait être fort utile au chirurgien désireux d'employer cette méthode.

Après la résection des côtes, il suffirait dans ces cas de sectionner ces adhérences pour tomber sur le kyste dont le contenu, isolé de la cavité pleurale, sortirait facilement par la plaie costo-pariétale.

Et d'ailleurs, la chirurgie moderne tend de plus en plus à ne pas trop s'effrayer de l'ouverture d'une cavité pleurale, fut-elle saine.

Un travail tout à fait récent du professeur Maas, de Würzbourg (3), est particulièrement consacré à cette

(1) Gazette hebdomadaire, 1882.
(2) Académie de médecine. Comptes rendus, 1882.
(3) Archives de Langenbeck, juin 1886.

étude et, bien qu'il s'écarte quelque peu de mon sujet, je ne résiste pas au désir de le résumer.

Le professeur Maas rapporte trois cas d'ouverture de plèvre saine pour l'extirpation de tumeurs costales.

Le premier cas est de Fischer (1). Femme, 48 ans; chondrome de la paroi thoracique gauche, enlevé avec les 4e, 5e, 6e et 7e côtes, les cartilages correspondants et la plèvre costale. Par la plaie opératoire, on put voir à nu le poumon, le péricarde et le diaphragme. Aussitôt l'ouverture de la plèvre, le pouls et la respiration se ralen-tiren d'une façon très notable. Drainage et lavage avec solution salicylée.

Consécutivement, dyspnée, bronchite, T. 40°, pleurite suppurée.

40 jours après, guérison, avec adhérences du poumon et péricarde aux parties molles.

Le 2e cas est de Leisrinck. — Homme, 37 ans, sarcome des côtes ; on coupe au ras du sternum les 6e et 7e côtes; résection de la plèvre et d'une portion du diaphragme grosse comme une pièce de cinq francs.

Hernie du foie et de l'intestin. Suture de la plaie dia-phragmatique.

La cavité pleurale lavée avec l'acide salicylique. Deux gros drains; pansement de Lister. Bronchite capillaire. Mort le 4e jour.

L'auteur fait remarquer l'état de collapsus qui suivit l'ouverture de la plèvre, la petitesse du pouls, et le ralen-tissement de la respiration.

(1) VIIe Congrès des chirurgiens allemands.

Le lendemain de l'opération, le poumon se développait déjà ; on entendait la respiration jusqu'à la 4e côte.

A l'autopsie, le poumon était presque complètement rempli d'air, à l'exception de la base atélectasiée.

Le 3e cas est de Maas. Homme, 42 ans, vaste ostéochondrome allant de la 7e côte à la crête iliaque et depuis la ligne axillaire jusqu'à trois centimètres de la colonne vertébrale.

Excision des 9e, 10e, 11e côtes avec la plèvre correspondante sur une longueur de 11 centimètres.

La plaie permit de voir le péricarde et le diaphragme. On étanche avec des éponges le fond de la cavité pleurale. Pas de lavage, pas de drain. Deux étages de sutures comprenant, l'un les muscles, l'autre la peau. On laisse un petit trou pour le drainage. Pansement avec la gaze au sublimé.

Le 5e jour après l'opération la respiration s'entendait presque jusqu'à la base de la poitrine. Pas de râles pas de pleurésie.

Le malade se lève le 9e jour et sort après 3 semaines.

Le professeur Maas insiste aussi sur le ralentissement du pouls et de la respiration quand la plèvre fut ouverte. Il recommande de ne pas faire de lavages de la cavité pleurale et d'opérer vite pour laisser le moins longtemps possible le poumon exposé à l'air.

Ces opérations paraissent quelque peu téméraires, mais la guérison obtenue dans deux des cas mentionnés permet de les envisager sous un jour favorable et de leur prédire un succès rapide dans l'avenir.

Pour ce qui est des kystes hydatiques faisant saillie

dans la cavité pleurale, il est bien entendu que la méthode d'incision en deux temps devra leur être appliquée. La première phase du traitement consistera à faire l'incision des plans superficiels et de la région costale sans toucher à la plèvre pariétale, puis à tamponner la plaie afin de provoquer des adhérences avec la surface pulmonaire et le diaphragme. La seconde phase consisterait dans l'ouverture du kyste et sa suture à la plaie pariétale.

Ces procédés ne sont pas encore des méthodes usuelles, mais ce sont des opérations rationnelles qui fourniront aux chirurgiens expérimentés de précieux résultats.

La voie pleurale n'est pas la seule qu'on puisse suivre, et Volkmann insistait déjà, il y a quelques années, sur la nécessité de se servir de la voie abdominale, même dans les tumeurs hydatiques sous-diaphragmatiques.

Landau vient, le 1er novembre dernier, d'exposer à la Société de médecine interne de Berlin le résultat favorable de quatre laparotomies faites dans ces conditions (1).

Après avoir montré les conséquences désastreuses dues à la présence de tumeurs en cet endroit, soulèvement du diaphragme, atélectasie pulmonaire, rupture du kyste dans la plèvre ou le péricarde, Landau communique brièvement la relation de ces quatre cas.

1° Une femme, âgée de 36 ans, multipare, se plaignait de douleurs dans l'épaule droite et d'accès d'orthopnée

(1) Semaine médicale, 10 novembre 1886.

accompagnés de palpitations de cœur. Dans l'abdomen, on constatait la présence d'une tumeur qu'on supposait formée par le foie. Il existait une autre tumeur située au niveau de l'épigastre, dont les limites ne pouvaient être appréciées exactement. On aurait dit que cette malade était atteinte d'un hydrothorax double. « Je me décidai « à faire l'opération, je mis à nu le foie, je le luxai en « avant et en bas, autant que possible, et je le fixai dans « cette position par des sutures. Faisant alors passer à « travers son parenchyme (dans une épaisseur de 3 cen- « timètres à peu près) un long scalpel dirigé en haut et « en dedans, j'évacuai le contenu d'un sac d'échino- « coques présentant le volume d'une tête d'enfant. Ce « sac adhérait au diaphragme. La cavité opératoire fut « lavée une seule fois au sublimé à 1 pour 5,000, j'y « plaçai des drains qui furent raccourcis peu à peu. Au « bout de onze semaines, la guérison était complète. »

2° Une femme, âgée de 38 ans, cachectique, était atteinte d'une tumeur abdominale. La colonne vertébrale parais- sait être scoliosée : l'examen physique permit de constater tous les symptômes d'un hydrothorax double. L'opéra- tion fut faite comme la précédente c'est-à-dire avec déplacement du foie et fixation de celui-ci dans sa nouvelle position au moyen de sutures, ouverture du sac et évacuation de son contenu. L'évacuation ne se fit pas complètement cette fois. Une partie du contenu adhérent à la paroi supérieure du sac ne put être évacuée, peut-être parce que l'aspiration exercée par le poumon l'y retenait. Les suites de l'opération, d'abord assez alarmantes, devin- rent bientôt simples, surtout lorsque la malade eut rendu de grandes quantités d'un liquide aqueux, qui malheureusement n'a pas été analysé. La cavité opératoire ne fut pas lavée, les drains restèrent dix semaines en place ; au bout de ce temps la guérison fut complète.

3° Le troisième cas ressemble aux précédents, seulement il faut noter que la malade présentait encore un second sac d'échinocoques à la cuisse, qui fut extirpé en même temps.

4° Le quatrième cas était remarquable par le volume énorme du sac.

Le procédé opératoire fut encore le même.

Landau fait suivre ces observations de quelques réflexions que nous reproduisons :

Les kystes hydatiques sous-diaphragmatiques se développent dans le sens de la moindre pression. D'abord ils abaissent le foie ; puis, quand celui-ci ne veut plus céder, ils repoussent le diaphragme. Ce muscle comprimé se paralyse vite et cette parésie est un obstacle à sa perforation. Les phénomènes les plus accusés sont des troubles de la digestion et des troubles respiratoires.

Leur diagnostic est très difficile, il ne faut pas compter sur des signes caractéristiques tirés de la percussion ainsi que l'indiquèrent Frerichs et Lawson Tait, ni sur la fluctuation.

Il n'y a qu'un signe certain, c'est celui qui est tiré de la ponction exploratrice.

L'apparition de l'urticaire, après la ponction, est encore un signe important, car les ponctions des autres variétés de tumeur ne donnent pas lieu à cette éruption.

KYSTES INTRA-HÉPATIQUES

Doit-on opérer par la laparotomie des kystes parenchymateux? Il est bien certain, qu'en pareille occasion, l'intervention ne serait discutable qu'après la confirmation du diagnostic par une ponction.

Ici se place la question de l'hépatotomie.

Les sections du foie sont-elles dangereuses ? Le Dr Tillmann a publié dans les Archives de Virchow, des recherches expérimentales et anatomiques sur les plaies du foie par instruments tranchants. Ses expériences ont été faites sur des chiens. Il ouvre la cavité abdominale le long de la ligne blanche, attire le foie, et pratique de une à cinq excisions cunéiformes du volume de 1 centimètre à 2 centimètres 1/2 cubes, sur la face convexe et sur le bord tranchant. Cela fait, l'organe plus ou moins saignant est remis en place et la plaie antérieure suturée. Méthode antiseptique rigoureusement employée.

Des 21 chiens soumis à l'expérimentation, aucun n'a péri. Les animaux sont sacrifiés de 1 à 62 jours après l'opération. Vingt-quatre heures après, les plaies sont occupées par un caillot ferme et volumineux; dans la cavité abdominale se voient des traces de sang qui disparaissent complètement trois jours après l'opération. La cicatrisation est achevée entre cinq et dix jours. Elle se fait surtout aux dépens de globules blancs et non de cellules hépatiques.

Le Dr Klob, dans le Wiener med. Blatter, étudiant les

ruptures du foie consécutives aux plaies par instruments tranchants, piquants, ou par armes à feu, tire comme conclusion, que leur pronostic est bénin, même dans les cas de ruptures étendues. La mort est causée par d'autres désordres concomittants. L'auteur a eu l'occasion d'observer des cicatrices de rupture ayant passé presque imperçues pendant la vie. Le tissu cicatriciel est constitué par du tissu conjonctif avec cellules fusiformes, n'ayant ni les propriétés, ni les caractères anatomiques des cellules hépatiques.

La question de la chirurgie hépatique, a été traitée récemment au Congrès de l'Association médicale britannique, du mois d'août 1886. Après Harley, Knowsley Thornton (1), a tenu le langage suivant : « J'ai souvent eu l'occasion de remarquer que le foie supporte très bien les incisions, et je suis persuadé que nous avons souvent trop peur d'appliquer à cet organe les règles de chirurgie qui nous guident toujours quand il s'agit de quelque autre partie du corps ou même d'un autre viscère abdominal. Une fois, dans le cours d'une ovariotomie, le foie fut lacéré très profondément, et une hémorrhagie profuse s'ensuivit. Je rapprochai les bords de la plaie hépatique au moyen de plusieurs pinces à crémaillère, et l'écoulement sanguin s'arrêta de suite ; l'opérée mourut au bout de trois jours, par suite d'un autre accident et, quand on fit l'autopsie, on constata que la plaie hépatique était déjà cicatrisée en grande partie.

Il cite plusieurs cas de tumeurs de la vésicule biliaire

(1) Semaine médicale, 18 août 1886.

opérées avec excision de portions de foie et avec un succès complet.

Lawson Tait, au même congrès, citait quatre cas d'hépatotomie dont voici le résumé (1) :

Miss E.-G., 37 ans ; en 1870, douleurs obscures dans le côté droit du ventre ; en 1873, pleurésie diaphragmatique. Depuis cette époque, dyspepsie, attaques bilieuses ; en 1876, gonflement du côté droit du thorax. En 1879 ponction exploratrice, liquide clair hydatique. Dès cette époque, dyspnée extrême, émaciation ; énorme tumeur fluctuante au-dessous des côtes.

« Je fis une incision de dix centimètres de long à envi-
« ron cinq centimètres de la ligne médiane, en commen-
« çant au bord des côtes et en inclinant légèrement en
« dedans vers l'ombilic. Après avoir arrêté tous les
« points qui saignaient, j'ouvris le péritoine ; il n'y avait
« aucune adhérence du foie à la paroi abdominale et
« j'avais sous les yeux du tissu hépatique sain. J'y fis
« pénétrer une grosse aiguille aspiratrice qui retira quel-
« ques cuillerées de liquide clair ; retirant l'aiguille, je
« fis pénétrer un bistouri dans son trajet et je fis une
« ouverture assez large pour pouvoir y faire pénétrer
« mon index. Je vis alors que la lame de tissu hépatique
« avait de un centimètre à un centimètre et demi d'épais-
« seur. Je fixai alors une pince de Kœberlé sur chacun
« des bords de la plaie du foie et je les fis tirer par
« un aide doucement au dehors, en même temps que

(1) Traité des maladies des ovaires par Lawson Tait, traduit de l'anglais par le Dr Olivier. Paris, 1886.

« j'élargissais l'incision. Le contenu s'échappa au dehors
« pendant que les lambeaux du foie étaient serrés contre
« la paroi abdominale.

« Au niveau de l'endroit où j'avais sectionné le foie,
« deux points qui saignaient me donnèrent quelque
« anxiété mais je les arrêtai temporairement au moyen
« d'une pince de Kœberlé et définitivement en les com-
« prenant dans les sutures. Je fis alors une suture conti-
« nue au moyen d'une aiguille courbe ordinaire armée
« d'un fil de soie et je réunis la plaie du foie, en traver-
« sant toute l'épaisseur du tissu, à la plaie de la paroi
« abdominale, de façon à fermer complètement la cavité
« péritonéale ; j'y introduisis un large tube à drainage en
« verre de vingt centimètres de long. »

Tout alla bien ensuite. On fit deux lavages par jour à
l'eau phéniquée faible. Rien à noter si ce n'est un écoulement de 5 à 600 grammes de bile par la plaie. La guérison complète était obtenue après huit semaines.

Deuxième cas. — J. D. 56 ans, présentait en 1880
une grosse tumeur occupant l'épigastre, l'hypochondre
droit, et le flanc droit.

L'incision exploratrice décidée, on fit une incision de
8 centimètres dans l'axe du muscle droit et à 8 centimètres à droite de la ligne médiane. Un trocart de faible
dimension fut enfoncé dans la tumeur et donna issue à
quatre litres de liquide foncé coloré par la bile. Quand la
cavité fut vidée, l'ouverture fut élargie de façon à permettre l'introduction de deux doigts et on sentit une
masse molle qui fut enlevée et qui n'était autre qu'un
morceau de tissu hépatique gangréné pesant 20 gr.

Sutures des bords du foie à la paroi, drainage. La marche de la température fut presque normale, l'appétit s'améliora rapidement, et sept semaines après, la malade était presque guérie totalement.

Troisième cas. — L. B..., âgée de 25 ans ; sa maladie avait commencé par une attaque vive de douleur au niveau du foie, en 1880. Tumeur située sous le foie, mobile mais elle s'attachait en haut. Sa nature était douteuse ; on n'y découvrait pas de fluctuation. Le 9 février, laparotomie ; le foie recouvrait la tumeur kystique. Hépatotomie, sortie de vésicules abondantes.

L'épaisseur de la lamelle hépatique sectionnée était de quelques millimètres. La plaie du foie fut suturée à la plaie abdominale. La cicatrisation fut complète en huit semaines.

Quatrième cas.— E. P..., âgée de 21 ans, malade depuis un an ; douleurs dans le côté droit, dans le dos, vomissements bilieux. Tumeur du foie sans fluctuation nette.

L'opération fut faite le 15 février 1881 sans ponction préalable. La tumeur était un kyste hydatique unique, volumineux.

On dut traverser une couche de tissu hépatique qui avait environ 2 cent. 1/2 d'épaisseur ; l'hémorrhagie fut peu abondante et il fut facile de l'arrêter par la pression. On sutura les bords du foie aux bords de la plaie abdominale. Quatre semaines après la guérison était presque complète.

Depuis cette époque Lawson Tait eut l'occasion de faire encore six fois l'hépatotomie pour des kystes hydatiques et cela avec guérison complète.

Dans l'observation personnelle, que nous rapportons plus haut, M. Segond dut réséquer un lambeau de foie d'un certain volume.

Tous ces exemples nous montrent que le foie est un organe relativement complaisant en face des sections chirurgicales et qu'il ne faut pas trop le redouter. D'ailleurs les lambeaux de foie qui recouvrent les kystes hydatiques du foie ne sont généralement pas très épais.

La tumeur kystique née dans le centre de l'organe hépatique ne devient apparente que quand elle a refoulé et aminci le tissu voisin dans le sens de la moindre résistance, et c'est seulement quand son volume devient considérable, c'est-à-dire quand la coque hépatique est amoindrie, que l'opération se fait urgente. Dans ces conditions la section du foie n'est pas dangereuse.

Il ne faut pas croire qu'on soit toujours renseigné sur la présence ou non d'une lame hépatique en avant du kyste.

La laparotomie seule permet d'être fixé sur ce point ; encore est-il des cas où il est difficile à la vue de distinguer le kyste du foie lui-même. L'aspect et la consistance du foie peuvent facilement le faire confondre avec le kyste et réciproquement.

Il faut se rappeler, en effet, que la consistance du foie vivant est bien différente de celle du foie cadavérique. Le foie normal, plein de sang et de bile, donne presque la même sensation de mollesse que le kyste ; il faut donc faire grande attention à cette fausse fluctuation et s'assurer par une ponction du siège et de l'étendue du kyste.

Cet examen fait, l'hépatotomie n'est pas difficile ni dangereuse ; l'hémorrhagie capillaire qui s'ensuit n'amène aucune complication ; des pinces de Kœberlé en ont raison ; les sutures rapprochées assurent l'hémostase définitive et comme le tissu hépatique est assez résistant, les fils même d'argent ne le déchirent pas et ne cèdent pas devant les efforts de vomissements.

Si l'hémorrhagie était difficile à arrêter, le thermocautère pourrait rendre aussi de grands services.

STATISTIQUE

OPÉRATION DE LINDEMANN-LANDAU

	BIBLIOGRAPHIE	AUTEURS	SEXE-DATE	NATURE DE L'OPÉRATION	RÉSULTATS
1	Schlegtendtal in Arch. de Langenbeck, XXXIII.	Lindemann.	F. 36 ans 8 juillet 1871	Incision avec double suture.	Guérison complète le 23 sept. 1881.
2	Berliner Klin. Wo., 1877, p. 155.	Sänger.	Homme 1876	Incision	Guérison en 3 semaines
3	Arc. de Langenb., Bd XXXIII.	Lindemann.	H. 20 ans 19 juin 1878	Idem.	Guérison le 20 août
4	Idem.	Lindemann.	F. 24 ans 19 août 1878	Idem.	Mort le 9 nov., empyème, abcès du foie.
5	Idem.	Lindemann.	F. 30 ans 6 sept. 1878	Idem.	Guérison le 17 décembre.
6	Berliner Klin. Wo., 1880, p. 93.	Landau.	F. 12 ans 14 sept. 1879	Incision et suture unique	Guérison le 17 novembre.
7	Archives de Langenbeck. Livre XXVIII.	Lindemann.	H. 8 ans 17 sept. 1879	....	Mort le 6 oct. de pleurésie.
8	Idem.	Lindemann.	F. 28 ans 1er mars 1880	....	Guérison le 19 juin.
9	Idem.	Lindemann.	F. 30 ans 16 déc. 1881	....	Guérison en février
10	Berliner klin. Wo., 1882.	Leisrink.	H. 36 ans 15 oct. 1882	....	Guérison.
11	....	Leisrink.	le même avec un second kyste qu'on opéra le 24 sept. 1882	....	Guérison complète le 20 janv. 1883.
12	Archives de Langenbeck, 1881.	Asmuth.	F. 35 ans 31 mars 1881	....	Guérison.
13	Med. Times, 1881.	Croft.	Femme 32 ans 1881	Incision et résection	G. complète en 3 mois 1/2.
14	Austral. journ. medical, 1881.	Williams.	1881	Rupture de kyste dans le péritoine. Laparotomie. Excision.	Guérison.
15	Mecklemb. Sammel-forschung herausgeg. von Madelung, n° 132	Madelung.	H. 35 ans 22 nov. 1881	Incision large	Mort le soir de l'opérat. Collapsus.
16	XIe Congrès des chir. allem. 1882.	Küster.	1882	....	Guérison.
17	Centralblatt für chirurgie, 1883.	Know. Thornton.	F. 22 ans 20 déc. 1882	Kyste double	Mort en 31 h. de septicémie
18	Idem.	Know. Thornton.	F. 41 ans 1882	Kyste énorme	G. en 11 jours sans drainage
19	The Lancet, 1883.	Dr Hüne.	H. 27 a. 1882	....	Guérison.
20	Idem.	Oliver.	1er sept. 1883	....	Guérison.
21	Wisniewski, Thèse Inaugurale, Greisswald, 1884.	Vogt.	F. 25 ans 18 juill. 1882	....	Guérison.
22	Med. Zeitung, 1884.	Grünburg.	H. 32 ans 2 nov. 1883	....	Guérison.
23	Archiv. de Langenbeck, t. XXXI, 84.	Von Puky.	F. 33 ans nov. 1883	2 kystes dont 1 péritonéal.	Guérison en 10 semaines

OPÉRATION DE LINDEMANN-LANDAU

	BIBLIOGRAPHIE	AUTEURS	SEXE-DATE	NATURE DE L'OPÉRATION	RÉSULTATS
24	Mecklemburg Sammel-forschung Madelung.	Schede.	1884	Avec résection de côtes.	Guérison
25	The Vratsch, 1885.	Prof. Sklifasowsky.	1884	Incision et suture.	Idem.
26	Spisharny (Moscou).	Idem.	1884	....	Idem.
27		Idem.	1884	....	Idem.
28	The Lancet, 1884.	Douglas Powell.	H. 45 ans 1884	....	Idem.
29	Mecklembourg Sammel-forschung von Madelung cas n° 130.	Madelung.	1885	Avec résection de côtes.	Au début, marche satisfaisante Mort après 6 semaines due à hémorrhagie par ulcère duodénal.
30	Idem, cas n° 131.	Marwug Junior.	1885	....	Guérison.
31	Deutsche medic. Woch. 1884.	Heusner.	1885	Avec résection de côtes.	Idem.
32	Centralblat f. Chirurgie, 1885.	Schmid.	1885	....	Guér. incertaine peut-être mort par pleurésie.
33	Centralblat f. Chirurgie.	Ignatieff, de St-Pétersb.	F. 18 ans 1885	....	Mort par chloroforme avant la fin de l'opération
34	Arch. de Langenbeck. Liv. XXXIII.	Lindemann.	F. 37 ans 19 mars 1885	....	Guérison le 19 mai.
35	Idem.	Lindemann.	Cas non publié	....	Guérison
36	Idem.	Lindemann.	2 cas de sa pratique	....	Idem.
37	Idem.	Lindemann.	....	....	Idem.
38	Bull. de 'a Société de chirurg. 1885.	Terrier.	F. 19 ans 6 janv. 1885	Extirpation totale.	Guérison en 4 mois
39	Idem.	Monod.	F. 18 ans 12 nov. 1885	Inc. médiane Hépatotomie	Fistule persistante, guér. définit. le 2 Juin 86
40	Idem.	Richelot.	H. 46 ans 27 août 1885	Incision médiane.	Guér. le 21 oct. 1885. Fistul nécessite une opération mortelle.
41	Bull. de la Société de chirurg. 1885.	Lucas-Championnière.	Femme	Extirp. kyst. pédiculé.	Guér., se lève après 3 sem.
42	Idem, 1886.	Terrier.	Femme. 1885	Extirpation incomplète.	Guérison en 50 jours.
43	Idem.	Poulet.	H. 25 ans 12 déc. 1885	Incision parallèle aux fausses côtes.	Guéri le 1er févr. 1886, en 50 jours
44	Gazette hebd. 1886.	Segond.	H. 16 ans	Idem.	G. lente, fistule.
45	Société de chirurgie, 1886.	Reclus.	H. 25 décembre 1885.	Incis. du foie de 10 cent.	Guér. en 96 j. fistulette.
46	Thèse de Braine, 1886.	Segond.	H. 50 ans 31 mai 1886	Incision médiane. Résection de tissu hépat.	Mort le 17 juin, sans péritonite, sans accident du côté de sa plaie Albuminurie.
47	Inédit.	Trélat.	H. 40 ans 28 mai 1886	Hépatotomie Suture à la paroi.	Mort de pleurésie droite 3 mois après il n'y avait plus qu'une petite fistule.
48	Thèse de Braine.	Monod.	F. 49 ans octobre 1886	Kyste adhérent.	G., il subsiste une fistule.

Si nous ajoutons à cette statistique celle qui est personnelle à Lawson-Tait (1) et qui comprend un cas opéré en 1880, six en 1881, un en 1882, trois en 1885, ce qui fait onze cas, tous traités par l'incision en un temps ou incision de Lindemann-Landau et tous guéris.

Si nous comptons trois cas du professeur Sklifasowsky (2) terminés par la guérison ; enfin les quatre cas de Landau tout récents (3) et favorables aussi, nous arrivons à un total de 66 cas traités par le procédé en un temps.

Parmi tous ces opérés, 8 ont succombé. Un certain nombre de ces revers n'est pas imputable à l'opération. Nous ne pouvons pas compter le cas d'Ignatioff dont le malade mourut du chloroforme, ni celui de Mádelung qui mourut six semaines après l'opération d'un ulcère duodénal. Notre malade (observation n°1) était dans un état tellement grave que sa mort était imminente et l'opération n'a certainement causé aucun dommage nouveau. Il a été opéré trop tard et cela malgré nous.

Dans les cinq autres décès, nous relevons trois cas de pleurésie survenue six semaines et deux mois après l'opération. Ces pleurésies sont-elles des pleurésies traumatiques ? mais alors il faudrait qu'elles fussent toujours développées dans la plèvre droite, et nous les voyons apparaître aussi bien à gauche. La question est certainement complexe. Les deux autres décès donnent un cas

(1) Je dois remercier à ce propos M. Lawson Tait qui a bien voulu m'adresser, par écrit, quelques renseignements relatifs à ses opérations.

(2) Journal le Vratch', Moscou, 1885.

(3) Semaine médicale, novembre 1886.

de mort par collapsus, le jour de l'opération, et une mort par septicémie le jour même. Notre statistique nous fournit donc une mortalité générale de 7 0/0. Si l'on tient compte que la plupart des malades ont été opérés très tardivement et dans des conditions exceptionnellement graves, on voit que cette statistique pourra devenir de jour en jour meilleure. En 1885, Korach a publié une statistique avec mortalité de 20 0/0, M. Poulet, dans la Revue de chirurgie est arrivé, sur un nombre de cas inférieur aux miens, à une mortalité de 8 0/0.

Ces résultats, sans vouloir faire dire aux chiffres plus qu'ils ne peuvent, sont très favorables, et certainement une opération qui assure la vie à 90 opérés sur 100 mérite d'être mise au premier rang.

Les statistiques qui ont rapport à la méthode de Volkmann (incision en deux temps) donnent aussi des chiffres très satisfaisants (1). Les observations IX et X ont été suivies de guérison rapide. Mais cette méthode ayant été abandonnée, pour le plus grand nombre de cas de kystes du foie, et ne devant servir que pour les variétés de kystes pleuraux, nous ne trouvons pas nécessaire d'en dresser les statistiques.

Nous ferons remarquer que, dans aucun des nombreux cas rapportés dans ces tableaux, il n'y a aucun cas de péritonite post-opératoire.

(1) Poulet, Revue de chirurgie, juin 1886.

AVANTAGES DE LA LAPAROTOMIE

Les méthodes d'ouverture large ont des avantages indéniables : l'issue facile de tout le contenu du kyste, l'absence de suppuration de ce liquide kystique amenée si souvent par la ponction, l'absence de péritonite qui a causé la mort de nombreux malades traités par toutes les autres méthodes.

Mais la laparotomie a encore une immense supériorité sur tous les autres moyens thérapeutiques. Elle assure le diagnostic du siège précis du kyste. Il ne faut pas croire en effet qu'il soit facile de faire dans tous les cas le diagnostic précis de kyste hydatique dépendant du foie. On peut le confondre avec toutes les tumeurs hydatiques siégeant dans l'abdomen, que ce soit le rein, que ce soit l'ovaire, ou le mésentère qui soit en cause. Nous pourrions citer, à ce propos, l'exemple tout récent d'un malade que nous avons vu dans le service de notre excellent maître M. Léon Labbé. Il était porteur d'une grosse tumeur fluctuante dont le siège hépatique paraissait certain. La laparotomie nous fit voir qu'il s'agissait d'un kyste inclus dans le mésentère. Il fut réséqué, suturé à la paroi et le malade guérit en cinq semaines.

Le premier cas opéré par M. Terrier vient également à l'appui de nos réflexions. Croyant avoir à faire une ovariotomie pour un kyste dermoïde de l'ovaire, il tomba sur un kyste hydatique du foie qu'il put extraire.

La ponction simple ne met pas à l'abri de ces erreurs. Dans bien des cas on a dû ponctionner comme kystes hépatiques des tumeurs provenant d'une autre origine.

Mais on dira: la laparotomie est une opération très grave. Nous répondrons ce que M. Lucas-Championnière a dit à la Société de chirurgie : « Entre les mains d'un opérateur habitué à la chirurgie abdominale, avec un outillage suffisant, des précautions antiseptiques rigoureuses, l'incision de l'abdomen n'est pas sensiblement plus grave qu'une ponction ; dans certains cas, elle le serait moins, il n'y a pas à en douter ».

Nous pourrions citer de nombreux cas de laparotomie purement exploratrice faites sans porter le moindre préjudice à la santé du malade. Nous nous rappelons entre autres faits, celui d'un malade chez lequel M. Labbé ouvrit le ventre pour un sarcome énorme inclus dans la base du mésentère et adossé à l'aorte abdominale et à la veine cave inférieure. Le ventre fut refermé et malgré la nature de la tumeur le malade fit rapidement les frais d'une prompte cicatrisation.

Il ne faut pas s'arrêter devant cette prétendue gravité de la laparotomie.

La ponction a un grand tort c'est qu'elle paraît aux yeux de beaucoup de médecins une opération des plus bénignes. Quoi de plus simple en apparence que d'enfoncer un trocart dans une poche kystique? Et l'on ne prend pas garde que si le trocart n'est pas flambé au préalable, si l'aspiration est faite trop rapidement, si le ventre n'est pas immobilisé ensuite par une compression méthodique, on court le risque de voir survenir des accidents immédiats ou ultérieurs de gravité considérable.

Faite avec tous les soins désirables la ponction n'est pas très dangereuse mais c'est rarement une méthode curatrice. Les statistiques sont d'accord avec nous (1).

On croit à une cure par la ponction, la tumeur sommeille elle va se reproduire. Alors nouvelle ponction, puis une troisième et puis d'autres encore, et le malade n'attend pas, il dépérit. N'est-il pas préférable de vider d'emblée la tumeur par une large ouverture ?

Les kystes multiloculaires sont seuls accessibles par la large incision. Nous citons dans nos observations le cas Knowsley-Thornton qui, après l'ouverture d'un kyste hépatique put introduire deux doigts dans la cavité et sentir une fluctuation plus profonde, c'était une autre poche qui fut ouverte également. La ponction n'aurait certes pas conduit à ce résultat.

Le dernier avantage de cette méthode que nous signalerons, c'est la rapidité de la guérison. Elle met, en moyenne, six semaines pour se produire. Il est même surprenant de voir avec quelle rapidité une poche kystique se rétracte et s'affaisse. Toutes choses égales d'ailleurs, là où la résection aura fait disparaître une grande étendue du kyste, la cicatrisation se fera plus vite.

M. Trélat a eu l'occasion de vérifier ce fait dans le cas qu'il a traité. Son malade étant mort de pleurésie puru-

(1) La mortalité est de 15 pour 100 pour la méthode aspiratrice. La mortalité est de 28 pour 100 pour la méthode du gros trocart de Verneuil (Reclus, Gazette hebdomadaire 1886).

lente. 86 jours après son opération, il a pu constater que, d'une poche kystique remontant jusqu'au mamelon et profonde de 25 centimètres, il ne restait plus qu'une petite cavité contenant à peine une cuillerée à soupe de liquide. Chez notre malade nous avons vu, sous nos yeux, et en 3 jours la cavité diminuer de moitié.

Mais il y a un inconvénient qui se produit fréquemment ; le travail de bourgeonnement se fait vite d'abord puis au bout de 4 à 5 semaines, il s'arrête et dès lors commence une période fistuleuse, quelquefois très longue. Malgré cela, le malade peut, de très bonne heure, se promener et vaquer à ses occupations. D'ailleurs un traitement bien compris peut diminuer dans une certaine mesure ce temps de cicatrisation. Dans quelques cas, on se trouvera bien de la résection d'une portion de côté ou de cartilage pour rendre la paroi abdominale plus souple et plus dépressible.

INDICATIONS ET CONTRE-INDICATIONS

Quand on soupçonne, chez un malade, la présence d'un kyste hydatique du foie, il est rare de saisir les débuts de cette affection. Le malade, ne présentant le plus souvent que quelques troubles lointains, ne s'offre guère à l'examen que quand la tumeur possède déjà un certain volume.

Quoi qu'il en soit, la première chose à faire c'est d'assurer le diagnostic par une ponction exploratrice aseptiquement faite.

Le liquide coule clair, l'examen microscopique y décèle des crochets d'échinocoques.

Si l'état général du malade est assez satisfaisant, si sa plèvre et son poumon supportent bien ce voisinage, si les troubles dyspeptiques ne sont pas considérables, en somme, si rien ne presse, on peut tenter une ponction évacuatrice complète dans l'espoir d'une guérison possible. On sera, dans ce cas, puisqu'aucun traitement antérieur n'a été appliqué, dans les meilleures conditions : petitesse du kyste, minceur préalable des parois, pour que la ponction soit curative.

Si le kyste se reproduit, il ne faut pas hésiter à l'inciser, quel que soit son volume, à abandonner la ponction et à ne pas même en tenter une seconde.

On a dit à la Société de chirurgie, que la laparotomie

no devait s'appliquer qu'aux grosses tumeurs hydatiques.
M. Polaillon considère comme justiciable de la laparotomie le kyste seul qui remplissant une notable partie du
ventre refoule le diaphragme et les viscères voisins.

Mais le kyste petit grandira, puisqu'on n'aura opposé
à son développement que les moyens insuffisants. Bien
plus, on ne devra pas l'attaquer, car les moyens non seulement sont inefficaces, mais dangereux. Faut-il donc
attendre que le kyste par son volume ait causé des
désordres et porté à la santé du patient une secousse
profonde ?

Au contraire, le petit volume de la tumeur est une condition favorable au succès rapide de la nouvelle méthode.

Si la ponction exploratrice a retiré du pus ou seule-
lement un liquide séro-purulent, la seule indication im-
médiate est l'incision large.

La question du siège n'est-elle pas parfois une contre-
indication ? Nous avons montré dans un chapitre antérieur qu'il était permis d'attaquer même les kystes sous-
diaphragmatiques faisant saillie dans la plèvre. Quand
on choisira la voie pleurale, il faudra se servir de la
méthode en deux temps. Mais, comme le fait remarquer
Landau, il est rare qu'on ne puisse pas faire usage de la
voie abdominale. Quelque nouvelles et hasardeuses que
paraissent ces opérations, elle ont donné, entre des
mains habiles, des résultats tellement satisfaisants qu'il
nous paraît impossible qu'elles ne soient bientôt adop-
tées par l'ensemble des chirurgiens.

TABLE DES MATIÈRES

HAVRE. — IMPRIMERIE DU COMMERCE, 3, RUE DE LA BOURSE